医药高等职业教育创新示范教材

U0746239

现代中药技术

专业入门手册

主编　包淑英

中国医药科技出版社

内 容 提 要

本书是天津生物工程职业技术学院组织编写的医药高等职业教育创新示范教材之一。作为一本写给现代中药技术专业新生的入门指南,分别对现代中药技术专业相关行业有关职业的岗位职责、就业前景、发展空间及所应具备的条件进行了详尽的描述和实际分析。同时以简洁的文字介绍了现代中药技术专业的知识技能体系框架,概括了现代中药技术专业的基本学习方法和路线,为学生将来的学习及职业道路指明了方向。

图书在版编目(CIP)数据

现代中药技术专业入门手册/包淑英主编 . —北京:中国医药科技出版社,2012.9
医药高等职业教育创新示范教材
ISBN 978 – 7 – 5067 – 5609 – 9

Ⅰ.①现…　Ⅱ.①包…　Ⅲ.①中药学 – 高等职业教育 – 教材　Ⅳ.①R28

中国版本图书馆 CIP 数据核字(2012)第 193005 号

美术编辑　陈君杞
版式设计　郭小平

出版　中国医药科技出版社
地址　北京市海淀区文慧园北路甲 22 号
邮编　100082
电话　发行:010 – 62227427　邮购:010 – 62236938
网址　www. cmstp. com
规格　710 × 1020mm⅟₁₆
印张　7
字数　90 千字
版次　2012 年 9 月第 1 版
印次　2012 年 9 月第 1 次印刷
印刷　北京楠萍印刷有限公司
经销　全国各地新华书店
书号　ISBN 978 – 7 – 5067 – 5609 – 9
定价　**25. 00 元**
本社图书如存在印装质量问题请与本社联系调换

丛书编委会

刘晓松（天津生物工程职业技术学院　院长）

麻树文（天津生物工程职业技术学院　党委书记）

李榆梅（天津生物工程职业技术学院　副院长）

黄宇平（天津生物工程职业技术学院　教务处处长）

齐铁栓（天津市医药集团有限公司　人力资源部部长）

闫凤英（天津华立达生物工程有限公司　总经理）

闵　丽（天津瑞澄大药房连锁有限公司　总经理）

王蜀津（天津中新药业集团股份有限公司隆顺榕制药厂
　　　　人力资源部副部长）

本书编委会

主　　编　包淑英

编　　者　包淑英　（天津生物工程职业技术学院）

　　　　　孙立艳　（天津生物工程职业技术学院）

　　　　　李　薇　（天津生物工程职业技术学院）

　　　　　郑　瑾　（天津生物工程职业技术学院）

编写说明

　　为使学生入学后即能了解所学专业，热爱所学专业，在新生入学后进行专业入门教育十分必要。多年的教学实践证明，职业院校更需要强化对学生的职业素养教育，使学生熟悉医药行业基本要求，具备专业基本素质，毕业后即与就业岗位零距离对接，成为合格的医药行业准职业人。为此我们组织编写了"医药高等职业教育创新示范教材"。

　　本套校本教材共计 16 本，分为 3 类。专业入门教育类 11 本，行业公共基础类 3 本，行业指导类 2 本。专业入门教育类教材包括《化学制药技术专业入门手册》、《药物制剂技术专业入门手册》、《药品质量检测技术专业入门手册》、《化工设备维修技术专业入门手册》、《中药制药技术专业入门手册》、《中药专业入门手册》、《现代中药技术专业入门手册》、《药品经营与管理专业入门手册》、《医药物流管理专业入门手册》、《生物制药技术专业入门手册》和《生物实验技术专业入门手册》，以上 11 门教材分别由专业带头人主编。

　　行业公共基础类教材包括《医药行业法律与法规》、《医药行业卫生学基础》和《医药行业安全规范》，分别由实训中心主任和系主任主编。

　　行业指导类教材包括《医药行业职业道德与就业指导》和《医药行业社会实践指导手册》，由长期承担学生职业道德指导和社会实践指导的系书记和学生处主任主编。

　　在本套教材编写过程中，我院组织作者深入与本专业对口的医药行业重点企业进行调研，熟悉调研企业的重点岗位及工作任务，深入了解各专业所覆盖工作岗位的全部生产过程，分析岗位（群）职业要求，总结履行岗位职责应具备的综合能力。因此，本套校本教材体现了教学过程的实践性、开放性和职业性。

　　本套教材突出以能力为本位，以学生为主体，强调"教、学、做"一体，体现了职业教育面向社会、面向行业、面向企业的办学思想。对深化医药类职业院校教育教学改革，促进职业教育教学与生产实践、技术推广紧密结合，加强学生职业技能的培养，加快为医药行业培养更多、更优秀的高端技能型专门人才都起到了推动作用。

　　本套教材适用于医药类高职高专教育院校和医药行业职工培训使用。

　　由于作者水平有限，书中难免有不妥之处，敬请读者批评指正。

天津生物工程职业技术学院
2012 年 6 月

目 录
Contents

▶▶▶▶▶

目录
Contents

模块一 准备好，现在就出发

任务一 微笑迎接挑战，做一名有职业道德的医药人

一、 你是一名大学生

大学是国家高等教育的学府，综合性的提供教学和研究条件，也是授权颁发学位的高等教育机关。大学通常被人们比作描述新娘美丽颈项的象牙塔（ivory tower）；是与世隔绝的梦幻境地，这里是一个不同寻常、丰富多彩的小世界，充满着各种各样的机遇。众多的课外活动、体育活动、社会活动的经历将会对大学生当中的很多人产生重大影响。希望你在这里度过一段人生中非常特别的时光——这就是你的大学。

请千万记住，无论你在大学中经历了什么，都归属于学习的过程。课堂的知识帮你累积学识和技能、课余的生活帮你提高综合素质、宿舍和班级内的相处帮你提升人际交往的能力、社会实践活动拓展你的视野……这所有的一切就是你们学习的时刻，是你们接触各种思想观念的时刻。这些思想观念与你们过去和将来接触到的不一定相同，这样的体验或许只在你一生中的这段时光里才会经历到。因此，当你遇到欢欣愉悦的事情时，请记住微笑，把你明媚的心情和收获与你的同伴分享，这会让你的幸福感加倍；当你遇到困难和挫折时，请记住以微笑展示你的坚强和乐观，别忘记也把你的落寞和愤愤不平向知己好友倾诉，这会帮你尽快抚平创伤。

今天，你走进了大学校园，你是一名大学生；你将如何在这"小天

地"度过你的大学生活，你又将在哪些方面有所提高，下面的内容或许能使你眼前一亮。

1. 专业

没有垃圾专业，只有垃圾学生。大学是一种文化与精神凝聚的场所。很多学生学到了皮毛却没有学到内涵。专业不是你能学到什么，而是你有没有学会怎么学到东西。专业的价值在于你能往脑袋里装多少东西。很多学生认为自己分数高就是专业扎实。但是进入单位后，你会发现这个根本没有用！分数高代表你的考试技能高，不代表你的专业扎实。高分不一定低能，也不一定高能。两者没有任何必然联系。

2. 社团

外国大学的社团非常锻炼人，比如组织活动、拉赞助、协调人际关系，然后还有很多时候要选择项目维持社团运作，几乎类似完整的一个公司模式。中国大学的社团也不是一无是处。你可以学到一些沟通能力，而且社团更像一个微型的社会，你该怎么周旋？你该怎么适应？其间你要学会怎么正视别人的白眼儿，学会怎么调节好自己的利益和别人之间的关系。

3. 技能

（1）硬件

①英语：四级证怎么说呢？算一城市户口，但你怎么在城里活下去还是看你的真本事。口语、写作是重中之重。毕竟金山词霸还能在你翻译的时候帮你一把，可是口语交流你总不能捧个文曲星吧？抱怨的时间多看看剑桥的商务英语，有用，谁看谁知道。

②专业：在企业中，过硬的专业素质是你的立身之本。你有知识才能有发展，就算转行，将来也将有很大的优势。

还是那句话，专业的人不是头脑里有多少知识的人，而是手头工作的专业与自己所学专业不符合的人，能不能很快上手，能不能很快有自己的见解。

（2）软件

① 心态：心平气和地做好手头的工作，你必然会有好结果的。态度决定一切！

② 知识：不是专业。知识涉猎不一定专，但一定要广！多看看其他方面的书，金融、财会、进出口、税务、法律等等，为以后做一些积累，以后的用处会更大！会少交许多学费！

③ 思维：务必培养自己多方面的能力，包括管理、亲和力、察言观色能力，公关能力等，要成为综合素质的高手，则前途无量！技术以外的技能才是更重要的本事！从古到今，国内国外，一律如此！

④ 人脉：多交朋友！不要只和你一样的人交往，认为有共同语言，其实更重要的是和其他类型的人交往，了解他们的经历、思维习惯、爱好，学习他们处理问题的模式，了解社会各个角落的现象和问题，这是以后发展的巨大本钱。

⑤ 修身：要学会善于推销自己！不仅要能干，还要能说、能写，善于利用一切机会推销自己，树立自己的品牌形象。要创造条件让别人了解自己，不然老板怎么知道你能干？外面的投资人怎么相信你？

最后的最后，永远别忘记对自己说——我是一名大学生，我终将战胜这些，走向光明未来。

二、挑战大学新生常见问题

1. 初入大学的迷惘

（1）大一新生的困惑　对你来说，可能期待大学生活是辉煌灿烂的一个阶段，渴望令人终身难以忘怀、多姿多彩的校园生活。然而，当大学生活初步被安顿下来，开始了正常的学习生活之后，最初的惊奇与激情逐渐逝去，大学新生要面临的是一段艰难的心理适应期。

案例

"刚上大学时远离了父母，远离了昔日的朋友，我的心底非常迷惘、非常伤感。新同学的陌生更增加了我心底那份化不开的孤独。每天背着书包奔波在校园中，独自品味着生活的白开水。"一位大学新生在接受心理辅导时如是说。

(2) 为什么大学新生容易产生适应困难？

① 新环境中知音难觅：与大学里面的新同学接触时，总习惯拿高中时的好友为标准来加以衡量。由于有老朋友的存在，常常会觉得新面孔不太合意。

在高中阶段，上大学几乎是所有高中生最迫切的目标，在这个统一的目标下，找到志同道合的朋友很容易。但是进入大学以后，各人的目标和志向会发生很大的变化，要找到一个在某一方面有共同追求的朋友，就需要较长时间的努力。

② 中心地位的失落：全国各地的同学汇集一堂，相比之下，很多新生会发现自己显得比较平常，成绩比自己更优异的同学比比皆是。

这一突然的变化使一些新生措手不及，无法接受理想自我和现实自我之间的巨大差距，一种失落感便袭上心头。

③ 强烈的自卑感：某些男同学可能会因为身材矮小而自卑，某些女同学可能因长相不佳而自卑；还有一些来自农村或小城镇的同学，与来自大城市的同学相比，往往会觉得自己见识浅薄，没有特长，从而产生自卑感。

2. 环境适应

(1) 适应新的校园环境　首先要尽快熟悉校园的"地形"。这样，在办理各种手续、解决各种问题的时候就会比别人更顺利、更节省时间。

其次，在班级中担任一定的工作，也能帮助你尽快适应校园生活。这样与老师、同学接触得越多，掌握的信息越多，锻炼的机会也越多，能力提高很快，自信心也就逐渐建立起来了。

(2) 适应校园中的人际环境　你来到大学校园，最有可能面临下面几种情况。

① 多人共享一间宿舍：你们会出现就寝、起床时间的差异，个人卫

生要求、习惯的差异，对物品爱惜程度的差异等等。在宿舍生活，就是一个五湖四海的融合的过程，意味着你们要彼此适应，互相理解、互相包容。

建议在符合学校相关管理制度的基础上，制定一个宿舍公约，这样将便于寝室内所有人更好、更舒适的生活。

② 饮食的差异：食堂的饭菜可能和你家乡的饮食有所差别，你的味蕾、你的胃都要去适应。在外就餐要注意饮食健康。

③ 可支配生活费的差异：面对同学们之间支配金钱能力的差异，要摆正心态，树立简朴生活的观念，做到勤俭节约，合理安排生活费，保证学习的有效进行。并学会自立、自强，学习理财，如有需要可向生源地申请助学贷款、向学校申请国家奖助学金及各类社会助学金等。

(3) 适应校园外的社会环境　离开家乡到异地求学，意味着踏入一个不同的社会环境，怎样搭乘公共汽车、怎样向别人问路、怎样上商店买东西、怎样和小商贩讨价还价都要逐步熟悉。了解适应社会环境都有哪些形式，总的来说，适应社会环境有两种形式：一种是改造社会环境，使环境合乎我们的要求；另一种形式是改造我们自己，去适应环境的要求。无论哪种形式，最后都要达到环境与我们自身的和谐一致。

3. 生活适应

(1) 培养生活自理能力

案例

某女大学生在考入理想的大学后，从小城市到大城市，从温暖、充满母爱的小家庭到校园中的大家庭，完全不能适应。她说："洗澡要排队，衣服要自己洗，食堂的饭菜又难以下咽……"为此天天给家里打长途电话诉苦。电话里的哭声让母亲揪心，于是母亲只好请假租房陪女儿读书。

从离不开父母的家庭生活到事事完全自理的大学生活，一切都要从头学起。从某种意义上说，这是一种真正的生活独立性的训练。

(2) 培养良好的生活习惯　生活习惯代表着个人的生活方式。良好的生活习惯不仅能促进个人的身心健康，而且也能对人的未来发展有间接的作用。

① 要合理地安排作息时间，形成良好的作息制度。因为有规律的生活能使大脑和神经系统的兴奋和抑制交替进行，天长日久，能在大脑皮层上形成动力定型，这对促进身心健康是非常有利的。

② 要进行适当的体育锻炼和文娱活动。学习之余参加一些文体活动，不但可以缓解刻板紧张的生活，还可以放松心情、增加生活乐趣，反而有助于提高学习效率。

③ 要保证合理的营养供应，养成良好的饮食习惯。

④ 要改正或防止吸烟、酗酒、沉溺于电子游戏等不良的生活习惯。

(3) 安排好课余时间　大学校园除了日常的教学活动之外，还有各种各样的讲座、讨论会、学术报告、文娱活动、社团活动、公关活动等等。这些活动对于大学新生来说，的确是令人眼花缭乱，对于如何安排课余时间，大学新生常常心中没谱。如果完全按照兴趣，随意性太大，很难有效地利用高校的有利环境和资源。

应该了解自己近期内要达到哪些目标，长远目标是什么，自己最迫切需要的是什么，各种活动对自己发展的意义又有多大等等。然后做出最好的时间安排，并且在执行计划中不断地修正和发展。

丰富的课余生活不只会增添人生乐趣，也有利于建立自信心，增强社会适应能力。

4. 学习适应

(1) 大学新生容易产生学习动机不足的现象　相当一部分大学生身上不同程度地存在着学习动力不足的问题。上大学前后的"动机落差"，自我控制能力差，缺乏远大的理想，没有树立正确的人生观，都是导致大学新生学习动机不足的重要原因。

(2) 适应校园的学习气氛　大学里面的学习气氛是外松内紧的。和中学相比，在大学里很少有人监督你，很少有人主动指导你；这里没有人给你制订具体的学习目标，考试一般不公布分数、不排红榜……

但这里绝不是没有竞争。每个人都在独立地面对学业；每个人都该有自己设定的目标；每个人都在和自己的昨天比，和自己的潜能比，也暗暗地与别人比。

（3）调整学习方法　进入大学后，以教师为主导的教学模式变成了以学生为主导的自学模式。教师在课堂讲授知识后，学生不仅要消化理解课堂上学习的内容，而且还要大量阅读相关方面的书籍和文献资料，逐渐地从"要我学"向"我要学"转变，不采用题海战术和死记硬背的方法，提倡生动活泼地学习，提倡勤于思考。

可以说，自学能力的高低成为影响学业成绩的最重要因素。从旧的学习方法向新的学习方法过渡，这是每个大学新生都必须经历的过程。

（4）适应专业学习　对专业课的学习应目标明确具体，主动克服各种学习困难，不断提高学习兴趣；对待公共课，要认识到其实用的价值，努力把对公共课的间接兴趣转化为直接学习兴趣；对选修课的学习，应注意克服仅仅停留在浅层的了解和获知的现象。

（5）适应学习科目　中学阶段，我们一般只学习十门左右的课程，而且有两年时间都把精力砸到高考科目上了，老师主要讲授一般性的基础知识。而大学三年需要学习的课程在30门左右，每一个学期学习的课程都不相同，内容多，学习任务远比中学重得多。大学一年级主要学习公共课程和专业基础课，大学二年级主要学习专业课和专业技能课程以及选修课，大学三年级重点进行专业实习以及顶岗实习。

（6）适应自主学习　中学里，经常有老师占用自习课，让同学们非常苦恼，大学里这种情况几乎不存在了。因为大学里课堂讲授相对减少，自学时间大量增加。同时，大学为学生学习提供了非常好的环境，有藏书丰富的图书馆，有设备先进的实验室，有丰富多彩的课外活动及社团活动。

（7）明确技能要求　在中学时期，学习的内容就是语数外等高考科目，到了大学阶段，我们学习的内容转变技能为主，强调动手能力，加强技能学习与训练。

小贴士

高中和大学的区别——

高中事情父母包办；大学住校凡事要自己解决。

高中有事班主任通知；大学有事要自己看通知。

高中父母是你的守护者；大学在外你是自己的天使。

高中衣来伸手饭来张口；大学要自力更生丰衣足食。

常见品质——

令人喜欢的品质：	中性品质：	令人厌恶的品质：
☆ 热情	◇ 易动情	★ 不可信
☆ 善良	◇ 羞怯	★ 恶毒
☆ 友好	◇ 天真	★ 令人讨厌
☆ 快乐	◇ 好动	★ 不真实
☆ 不自私	◇ 空想	★ 不诚实
☆ 幽默	◇ 追求物欲	★ 冷酷
☆ 负责	◇ 反叛	★ 邪恶
☆ 开朗	◇ 孤独	★ 装假
☆ 信任别人	◇ 依赖别人	★ 说谎

三、新的起点，开启新的人生

成为一名大学生，也掀开了人生新的篇章。在新的环境中，如想更好的生存和发展，需要尽快熟悉和适应这样的生活。同时在新的环境中开始，我们也可以抛弃过去不好的行为和习惯，秉承好的传统，学习新的更有价值和意义的知识、方法和技能。来到同一个大学，大家的起跑线相同，对你来说也是更大的机遇。及早的做好准备，对自己的人生目标做出分析和确定，而且也愿意花最多时间去完成这个你在医药行业里确立的职业生涯目标，这个目标可以体现你的价值、理想和对这种成就有追求动机或兴趣。设定一个明确的、可衡量的、可执行的、有时限的目标至关重要，因为"没有目标的人永远给有目标的人打工"。

在大学生活中，要如何完善自己，开启自己新的人生呢？

1. 制订科学的专业学习计划

通常个人的专业学习计划应当包括以下三方面的内容。

（1）明确的专业学习目标　也就是学生通过专业学习达到预期的结果，在专业基本理论、基本知识和基本技能方面达到的水平，在专业能力方面和实际应用方面达到的目标。

（2）进程表　即学习时间和学习进度安排表，包括三个层次，一是总体学习时间和学习进度安排表，即大学期间如何安排专业学习进程，一般地，大学专业学习进程指导原则是第一年打基础，即学习从事多种职业能力通用的课程和继续学习必需的课程。二是学期进程表，把一个学期的全部时间分成三个部分：学习时间、复习时间、考试时间。分别在三个时间段内制订不同的学习进程表。三是课程进度表，是学生在每门课程中投入的时间和精力的体现。

（3）完成计划的方法和措施　主要指学习方式，学习方式的选择需要考虑的因素：学习基础、学习能力、学习习惯、学科性质、学校能够提供的支持服务、学生能够保证的学习时间等，还要遵循学习心理活动特点和学习规律以及个人的生理规律等。

那么，什么样的专业学习计划才算是科学合理呢？

（1）全面合理　计划中除了有专业学习时间外，还应有学习其他知识的时间。也就是要有合理的知识结构。知识结构是指知识体系在求职者头脑中的内在联系。结构决定着能力，不同的知识结构预示着能否胜任不同性质的工作。随着科学技术的发展，职业发展呈现出智能化、综合化等特点，根据职业发展特点，从业者的知识结构应该更加宽泛、合理。大学生在校学习期间，不仅要掌握本专业知识技能，而且要对相近或相关知识技能进行学习。宽厚的基础知识和必要技能的掌握，才能适应因社会快速发展而对人才要求的不断变化。此外，还应有进行社会工作、为集体服务的时间；有保证休息、娱乐、睡眠的时间。

（2）长时间短安排　在一个较长的时间内，究竟干些什么，应当有个大致计划。比如，一个学期、一个学年应当有个长计划。

（3）重点突出　学习时间是有限的，而学习的内容是无限的，所以必须要有重点，要保证重点，兼顾一般。

（4）脚踏实地　一是知识能力的实际，每个阶段，在计划中要接受消化多少知识？要培养哪些能力？二是指常规学习时间与自由学习时间各有多少？三是"债务"实际，对自己在学习上的"欠债"情况心中有数。四是教学进度的实际，掌握教师教学进度，就可以妥善安排时间，不致于使自己的计划受到"冲击"。

（5）适时调整　每一个计划执行结束或执行到一个阶段，就应当检查一下效果如何。如果效果不好，就要找找原因，进行必要的调整。检查的内容应包括：计划中规定的任务是否完成，是否按计划去做了，学习效果如何，没有完成计划的原因是什么。通过检查后，再修订专业学习计划，改变不科学、不合理的地方。

（6）灵活性　计划变成现实，还需要经过一段时间，在这个过程中会遇到许多新问题、新情况，所以计划不要太满、太死、太紧。要留出机动时间，使计划有一定机动性、灵活性。

2. 能力的自我培养

大学生在大学期间应基本上具有工作岗位所要求的能力，这就要求大学生在大学期间注重能力的自我培养。其途径主要有以下几个方面。

（1）积累知识　知识是能力的基础，勤奋是成功的钥匙。离开知识的积累，能力就成了"无源之水"，而知识的积累要靠勤奋的学习来实现。大学生在校期间，既要掌握已学书本上的知识和技能，也要掌握学习的方法，学会学习，养成自学的习惯，树立终身学习的意识。

（2）专业实验，勤于实践　实验是理论知识的升华和检验，我们可以通过实验来检验专业的理论知识，也能巩固理论知识，加深理解。而实践是培养和提高能力的重要途径，是检验学生是否学到知识的标准。因此大学生在校期间，既要主动积极参加各种校园文化活动，又要勇于参与一些社会实践活动；既要认真参加社会调查活动，又要热心各种公益活动，既要积极参与校内外相结合的科学研究、科技协作、科技服务活动，参加以校内建设或社会生产建设为主要内容的生产劳动，又要热忱参加教育实习活动，参加学校举办的各种类型的学习班、讲学班等。

（3）发展兴趣　兴趣包括直接兴趣和间接兴趣；直接兴趣是事物本身引起的兴趣；间接兴趣是对能给个体带来愉快或益处的活动结果发生的兴趣，人的意志在其中起着积极的促进作用。大学生应该重点培养对学习的间接兴趣，以提高自身能力为目标鼓励自己学习。

（4）超越自我　作为一名大学生，应当注意发展自己的优势能力，但任何优势能力是不够的，大学生必须对已经具备的能力有所拓展，不管其发展程度如何，这是今后生存的需要，也是发展的需要。

3. 身心素质培养

身体素质和心理素质合称为身心素质。身心素质对大学生成才有着重大影响，因此不断提升身心素质显得尤为重要。大学生心理素质提升的主要途径如下。

（1）科学用脑

① 勤于用脑：大脑用得越勤快，脑功能越发达。讲究最佳用脑时间。研究发现，人的最佳用脑时间存在着很大的差异性，就一天而言，有早晨学习效率最高的百灵鸟型，有黑夜学习效率最高的猫头鹰型，也有最佳学习时间不明显的混合型。

② 劳逸结合：从事脑力劳动的时候，大脑皮层兴奋区的代谢过程就逐步加强，血流量和耗氧量也增加，从而使脑的工作能力逐步提高。如果长时间用大脑，消耗的过程逐步越过恢复过程，就会产生疲劳。疲劳如果持续下去，不仅会使学习和工作效率降低，还会引起神经衰弱等疾病。

③ 多种活动交替进行：人的脑细胞有专门的分工，各司其职。经常轮换脑细胞的兴奋与抑制，可以减轻疲劳，提高效率。

④ 培养良好的生活习惯：节奏性是人脑的基本规律之一，大脑皮层的兴奋与抑制有节奏地交替进行，大脑才能发挥较大效能。要使大脑兴奋

与抑制有节奏，就要养成良好的生活习惯。

(2) 正确认识自己　良好的自我意识要求做到自知、自爱，其具体内涵是自尊、自信、自强、自制。自信、自强的人对自己的动机、目的有明确的了解，对自己的能力能做出比较客观的估价。

(3) 自觉控制和调节情绪　疾病都与情绪有关，长期的思虑忧郁，过度的气愤、苦闷，都可能导致疾病的发生。大学生希望有健康的身心，就必须经常保持乐观的情绪，在学习、生活和工作中有效地驾驭自己的情绪活动，自觉地控制和调节情绪。

(4) 提高克服挫折的能力　正视挫折，战胜或适应挫折。遇到挫折，要冷静分析原因，找出问题的症结，充分发挥主观能动性，想办法战胜它。如果主客观差距太大，虽然经过努力，也无法战胜，就接受它，适应它，或者另辟蹊径，以便再战。要多经受挫折的磨炼。

4. 选择与决策能力的培养

做出明智的选择是一项与每个人的成长、生活息息相关的基本生存技能，我们的每一个决定，都会影响我们的职业生涯发展。在我们的一生中，需要花费无数的时间与精力来选择或做出决定，小到选乘公交车，大到求学、择业，还有恋爱与婚姻……的确，成功与幸福很大程度上取决于我们在"十字路口"上的某个决定。如果能够具备良好的选择和决策能力，那我们在职业发展的道路上会比别人少浪费很多时间。

5. 学会职业适应与自我塑造

法国哲学家狄德罗曾说过：知道事物应该是什么样，说明你是聪明人；知道事物实际是什么样，说明你是有经验的人；知道如何使事物变得更好，说明你是有才能的人。显然，要想获得职业上的成功，首先是学会适应职业环境，就像大自然中的千年动物，能够随着自然环境的变化而调整、改变自己，避免成为"娇贵"的恐龙！

总而言之，在我们非常宝贵的大学期间，我们应努力培养以下各种技能：自学能力、设备使用操作能力、实验动手能力、应用计算机能力、绘图能力、实验测试能力、技术综合能力、独立工作能力、实验数据分析处理能力、独立思考与创造能力、管理能力、组织管理与社交能力、文字语言表达能力。为了达到以上的目标，我们必须提早动手，对未来的学习有个前瞻性的规划，通过学习计划的设计与按部就班的实施，你的目标终将会逐一实现。

四、医药人，我有我要求

近年来，我国医药行业发展迅速，人才需求旺盛。企业在用人之际反馈出新进员工普遍存在敬业精神及合作态度等方面问题，这也就牵涉到当代医药人职业素养层次的问题。在正式成为医药行业高技能人才之前，请你务必意识到良好的职业素养是今后职业生涯成功与否的基础。

1. 职业素养涵盖的范畴

很多业界人士认为，职业素养至少包含两个重要因素：敬业精神及合作的态度。敬业精神就是在工作中要将自己作为公司的一部分，不管做什么工作一定要做到最好，发挥出实力，对于一些细小的错误一定要及时地更正，敬业不仅仅是吃苦耐劳，更重要的是"用心"去做好公司分配给的每一份工作。态度是职业素养的核心，好的态度比如负责的、积极的、自信的、建设性的、欣赏的、乐于助人等态度是决定成败的关键因素。

职业素养是个很大的概念，是人类在社会活动中需要遵守的行为规范。职业素养中，专业是第一位的，但是除了专业，敬业和道德是必备的，体现到职场上的就是职业素养，体现在生活中的就是个人素质或者道德修养。职业素养在职业过程中表现出来的综合品质，概况来说就是指职业道德、职业思想（意识）、职业行为习惯、职业技能等四个方面。职业素养是一个人职业生涯成败的关键因素，职业素养量化而成"职商"，英文简称CQ。也可以说一生成败看职商。

2. 大学生职业素养的构成

大学生的职业素养可分为显性和隐性两部分（图1-1）。

（1）显性素养　形象、资质、知识、职业行为和职业技能等方面是显性部分。这些可以通过各种学历证书、职业证书来证明，或者通过专业考

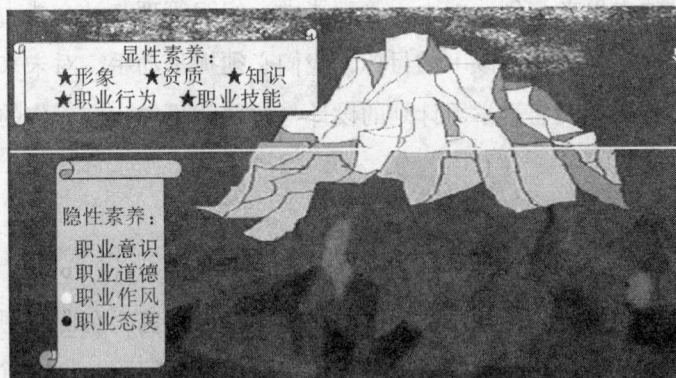

图1-1 "素质冰山"理论中显性素养和隐性素养比例图示

试来验证。

（2）隐性素养 职业意识、职业道德、职业作风和职业态度等方面是隐性的职业素养。"素质冰山"理论认为，个体的素质就像水中漂浮的一座冰山，水上部分的知识、技能仅仅代表表层的特征，不能区分绩效优劣；水下部分的动机、特质、态度、责任心才是决定人行为的关键因素，可鉴别绩效优秀者和一般者。大学生的职业素养也可以看成是一座冰山：冰山浮在水面以上的只有1/8是人们看得见的、显性的职业素养；而冰山隐藏在水面以下的部分占整体的7/8是人们看不见的、隐性的职业素养。显性职业素养和隐性职业素养共同构成了所应具备的全部职业素养。由此可见，大部分的职业素养是人们看不见的，但正是这7/8的隐性职业素养决定、支撑着外在的显性职业素养，同时，显性职业素养是隐性职业素养的外在表现。因此，大学生职业素养的培养应该着眼于整座"冰山"，以培养显性职业素养为基础，重点培养隐性职业素养。

3. 大学生应具备的职业素养

为了顺应知识经济时代社会竞争激烈、人际交往频繁、工作压力大等特点的要求，每个大学生应具备以下几种基本的职业素养。

（1）思想道德素质 近年来，用人单位对大学生的思想道德素质越来越重视，他们认为思想道德素质高的学生不仅用起来放心，而且有利于本单位文化的发展和进步。思想是行动的先导，而道德是立身之本，很难想象一个思想道德素质差的人能够在工作中赢得别人充分的信任和良好的合作。毕竟人是社会的人，在企业的工作中更是如此。所以，企业在选拔录用毕业生时，对思想道德素质都会很在意。虽然这种素质很难准确测量，但是人的思想道德素质会体现在人的一言一行中，这也是面试的主要目的之一。

(2) 事业心和责任感　事业心是指干一番事业的决心。有事业心的人目光远大、心胸开阔，能克服常人难以克服的困难而成为社会上的佼佼者。责任感就是要求把个人利益同国家和社会的发展紧密联系起来，树立强烈的历史使命感和社会责任感。拥有较强的事业心和责任感的大学生才能与单位同甘共苦、共患难，才能将自己的知识和才能充分发挥出来，从而创造出效益。

(3) 职业道德　职业道德体现在每一个具体职业中，任何一个具体职业都有本行业的规范，这些规范的形成是人们对职业活动的客观要求。从业者必须对社会承担必要的职责，遵守职业道德，敬业、勤业。具体来说，就是热爱本职工作，恪尽职守，讲究职业信誉，刻苦钻研本职业务，对技术和专业精益求精。在今天，敬业勤业更具有新的、丰富的内涵和标准。不计较个人得失、全心全意为人民服务、勤奋开拓、求实创新等，都是新时代对大学毕业生职业道德的要求。缺乏职业道德的大学生不可能在工作中尽心尽力，更谈不上有所作为；相反，大学毕业生如果拥有崇高的职业道德，不断努力，那么在任何职业上都会做出贡献，服务社会的同时体现个人价值。

(4) 专业基础　随着科学技术的迅速发展，社会化大生产不断壮大，现代职业对从业人员专业基础的要求越来越高，专业化的倾向越来越明显。"万金油"式的人才已经不能满足市场的需求，只有拥有"一专多能"才能在求职过程中取胜。大学毕业生应该拥有宽厚扎实的基础知识和广博精深的专业知识。基础知识、基本理论是知识结构的根基。拥有宽厚扎实的基础知识，才能有持续学习和发展的基础和动力。专业知识是知识结构的核心部分，大学生要对自己所从事专业的知识和技术精益求精，对学科的历史、现状和发展趋势有较深的认识和系统的了解，并善于将其所学的专业和其他相关知识领域紧密联系起来。

(5) 学习能力 现代社会科学技术飞速发展，一日千里。只有基础牢，会学习，善于汲取新知识、新经验，不断在各方面完善自己，才能跟上时代的步伐。有研究观点认为，一个大学毕业生在学校获得的知识只占一生工作所需知识的10%，其余需在毕业后的继续学习中不断获取。

(6) 人际交往能力 人际交往能力就是与人相处的能力。随着社会分工的日益精细以及个人能力的限制，单打独斗已经很难完成工作任务，人际间的合作与沟通已必不可少。大学毕业生应该积极主动地参与人际交往，做到诚实守信、以诚待人，同时努力培养团队协作精神，这样才能逐步提高自己的人际交往能力。

(7) 吃苦精神 用人单位认为近年来所招大学生最缺乏的素质是实干精神。现在的大学生最大的弱点是怕吃苦，缺乏实干的奋斗精神。大凡有所成就的人，无一不是通过艰苦创业而成才的。作为当代大学生，我们应从平时小事做起，努力培养吃苦耐劳的创业精神。

(8) 创新精神 现代社会日新月异，我们不能墨守成规。在市场经济条件下，各企业都要参与激烈的市场竞争。用人单位迫切需要大学生运用创新精神和专业知识来帮助他们改造技术，加强企业管理，使产品不断更新和发展，给企业带来新的活力。信息时代是物资极弱的时代，非物资需求成为人类的重要需求，信息网络的全球架构使人类生活的秩序和结构发生根本变化。人才，尤其是信息时代的人才，更需要创新精神。

(9) 身体素质 现代社会生活节奏快，工作压力大，没有健康的体魄很难适应。用人单位都希望自己的员工能健康地为单位多做贡献，而不希望看到他们经常请病假。身体有疾病的员工不但会耽误自己的工作，还有可能对单位的其他同事造成影响。用人单位和大学生签订协议书之前，都会要求大学生提交身体检查报告，如果身体不健康，即使其他方面非常优秀，也会被拒之门外。

(10) 健康的心理 健康的心理是一个人事业能否取得成功的关键，它是指自我意识的健全，情绪控制的适度，人际关系的和谐和对挫折的承受能力。心理素质好的人能以旺盛的精力、积极乐观的心态处理好各种关系，主动适应环境的变化；心理素质差的人则经常处于忧愁困苦中，不能很好地适应环境，最终影响了工作甚至带来身体上的疾病。大学毕业生在走出校园以后，会遇到更加复杂的人际关系，更为沉重的工作压力，这都需要大学毕业生很好地进行自我调适以适应社会。

总的来说，大学生应具备的职业意识包括：市场意识、创新意识、合作意识、服务意识、法律意识、竞争意识、创业意识。而大学生应具备的职业能力又包括以下几个方面：终身学习能力、人际沟通能力、开发创造能力、协调沟通能力、言语表达能力、组织管理能力、判断决策能力、职场人格魅力、信息处理能力、应变处理能力。

4. 职业素养的自我培养

作为职业素养培养主体的大学生，在大学期间应该学会自我培养。

（1）要培养职业意识。雷恩·吉尔森说："一个人花在影响自己未来命运的工作选择上的精力，竟比花在购买穿了一年就会扔掉的衣服上的心思要少得多，这是一件多么奇怪的事情，尤其是当他未来的幸福和富足要全部依赖于这份工作时。"很多高中毕业生在跨进大学校门之时就认为已经完成了学习任务，可以在大学里尽情地"享受"了。这正是他们在就业时感到压力的根源。清华大学的樊富珉教授认为，中国有69%~80%的大学生对未来职业没有规划、就业时容易感到压力。中国社会调查所最近完成的一项在校大学生心理健康状况调查显示，75%的大学生认为压力主要来源于社会就业。50%的大学生对于自己毕业后的发展前途感到迷茫，没有目标；41.7%的大学生表示目前没考虑太多；只有8.3%的人对自己的未来有明确的目标并且充满信心。培养职业意识就是要对自己的未来有规划。因此，大学期间，每个大学生应明确我是一个什么样的人？我将来想做什么？我能做什么？环境能支持我做什么？着重解决一个问题，就是认识自己的个性特征，包括自己的气质、性格和能力，以及自己的个性倾向，包括兴趣、动机、需要、价值观等。据此来确定自己的个性是否与理想的职业相符；对自己的优势和不足有一个比较客观的认识，结合环境如市场需要、社会资源等确定自己的发展方向和行业选择范围，明确职业发展目标。

（2）配合学校的培养任务，完成知识、技能等显性职业素养的培养。职业行为和职业技能等显性职业素养比较容易通过教育和培训获得。学校的教学及各专业的培养方案是针对社会需要和专业需要所制订的。旨在使学生获得系统化的基础知识及专业知识，加强学生对专业的认知和知识的运用，并使学生获得学习能力、培养学习习惯。因此，大学生应该积极配合学校的培养计划，认真完成学习任务，尽可能利用学校的教育资源，包括教师、图书馆等获得知识和技能，作为将来职业需要的储备。

（3）有意识地培养职业道德、职业态度、职业作风等方面的隐性素养。隐性职业素养是大学生职业素养的核心内容。核心职业素养体现在很多方面，如独立性、责任心、敬业精神、团队意识、职业操守等。事实表明，很多大学生在这些方面存在不足。有记者调查发现，缺乏独立性、会抢风头、不愿下基层吃苦等表现容易断送大学生的前程。如某企业招聘负责人在他所进行的一次招聘中，一位来自上海某名牌大学的女生在中文笔试和外语口试中都很优秀，但被最后一轮面试淘汰。他说："我最后不经意地问她，你可能被安排在大客户经理助理的岗位，但你的户口能否进深圳还需再争取，你愿意么？"结果，她犹豫片刻回答说："先回去和父母商量再决定。"缺乏独立性使她失掉了工作机会。而喜欢抢风头的人被认为没有团队合作精神，用人单位也不喜欢。如今，很多大学生生长在"6+1"的独生子女家庭，因此在独立性、承担责任、与人分享等方面都不够好，相反他们爱出风头、容易受伤。因此，大学生应该有意识地在学校的学习和生活中主动培养独立性、学会分享、感恩、勇于承担责任，不要把错误和责任都归咎于他人。自己摔倒了不能怪路不好，要先检讨自己，承认自己的错误和不足。

大学生职业素养的自我培养应该加强自我修养，在思想、情操、意志、体魄等方面进行自我锻炼。同时，还要培养良好的心理素质，增强应对压力和挫折的能力，善于从逆境中寻找转机。

5. 医药人的职业道德要求

（1）药学科研的职业道德要求

① 忠诚事业，献身药学

② 实事求是，一丝不苟

③ 尊重同仁，团结协作

④ 以德为先，尊重生命

（2）药品生产的职业道德要求

① 保证生产，社会效益与经济效益并重

② 质量第一，自觉遵守规范（GMP）

③ 保护环境，保护药品生产者的健康

④ 规范包装，如实宣传

⑤ 依法促销，诚信推广

（3）药品经营的职业道德要求

① 药品批发的道德要求

ⅰ 规范采购，维护质量

ⅱ 热情周到，服务客户

② 药品零售的道德要求

ⅰ 诚实守信，确保销售质量

ⅱ 指导用药，做好药学服务

（4）医院药学工作的职业道德要求

① 合法采购，规范进药

② 精心调剂，热心服务

③ 精益求精，确保质量

④ 维护患者利益，提高生活质量

任务二 高等职业教育,我的选择无怨无悔

一、普通高等教育和高等职业教育

《国家中长期教育改革和发展规划纲要(2010~2020年)》(简称《教育规划纲要》),对高等教育提出了发展规划。基于此,我们来看一下普通高等教育和高等职业教育。

(一)普通高等教育

高等教育承担着培养高级专门人才、发展科学技术文化、促进社会主义现代化建设的重大任务。到2020年,高等教育结构更加合理,特色更加鲜明,人才培养、科学研究和社会服务整体水平全面提升,着力培养信念执著、品德优良、知识丰富、本领过硬的高素质专门人才和拔尖创新人才。

国家将加快建设一流大学和一流学科。以重点学科建设为基础,继续实施"985工程"和优势学科创新平台建设,继续实施"211工程"和启动特色重点学科项目。坚持服务国家目标与鼓励自由探索相结合,加强基础研究;以重大现实问题为主攻方向,加强应用研究。促进高校、科研院所、企业科技教育资源共享,推动高校创新组织模式,培育跨学科、跨领域的科研与教学相结合的团队。

普通高等教育五大学历教育是国家教育部最为正规且用人单位最为认可的学历教育,主要包括全日制普通博士学位研究生、全日制普通硕士学位研究生(包括学术型硕士和专业硕士)、全日制普通第二学士学位、全日制普通本科、全日制普通专科(高职)。

(二)高等职业教育

我国的高等职业技术教育开始于20世纪80年代初,1995年以后,特别是1996年6月全国教育工作会议之后,高等职业技术教育发展迅速。中央和地方也出台了一系列好政策、好措施。教育部批准设置了多所高等职业技术学院,各地方也成立了具有地方特色的高等职业技术学院,许多普通

高校也以不同形式设置了职业技术学院，高等职业技术教育的发展出现了大好局面。

国家在《教育规划纲要》中提及要大力发展职业教育。职业教育要面向人人、面向社会，着力培养学生的职业道德、职业技能和就业创业能力。到2020年，形成适应经济发展方式转变和产业结构调整要求、体现终身教育理念、中等和高等职业教育协调发展的现代职业教育体系，满足人民群众接受职业教育的需求，满足经济社会对高素质劳动者和技能型人才的需要。

政府切实履行发展职业教育的职责。把职业教育纳入经济社会发展和产业发展规划，促使职业教育规模、专业设置与经济社会发展需求相适应。统筹中等职业教育与高等职业教育发展。健全多渠道投入机制，加大职业教育投入。

把提高质量作为重点。以服务为宗旨，以就业为导向，推进教育教学改革。实行工学结合、校企合作、顶岗实习的人才培养模式。坚持学校教育与职业培训并举，全日制与非全日制并重。调动行业企业的积极性。

由此来看，高等职业院校既拥有普通高等教育的学历，也享受到国家对高等教育和职业教育的双重投入。身为高等职业院校一名学生的你，不仅将成长为高素质技能型人才服务于企业和社会，也将有机会继续深造提升学历水平，成为本领过硬的高素质专门人才和拔尖创新人才。

（三）高等职业技术教育与普通高等教育比较研究

目前我国正在加紧推进高等教育大众化进程，而加速高等职业教育的发展是实现高等教育大众化的主要途径。高等职业教育和普通高等教育有着许多相同的地方，如共同遵循教育的基本原则，共同追求培养社会主义的德智体美劳全面发展的建设者和接班人的总体目标，共同遵循着政策宏观调控与高校自主办学积极性相结合的原则，共同接受衡量教育教学质量的一个宏观标准。但高等职业教育与普通高等教育又有着明显的区别。

1. 高等职业教育与普通高等教育在人才培养上的区别

（1）源渠道上的区别　目前高职院校的生源来自于三个方面：一是参

加普通高考的学生，二是中等职业技术学院和职业高中对口招生的学生，三是初中毕业的学生；而普通高等教育的生源通常是在校的高中毕业生。

(2) 培养目标上的区别　普通高等教育主要培养的是研究型和探索型人才以及设计型人才，而高等职业教育则是主要培养既具有大学程度的专业知识，又具有高级技能，能够进行技术指导并将设计图纸转化为所需实物，能够运用设计理念或管理思想进行现场指挥的技术人才和管理人才。换句话说，高等职业教育培养的是技艺型、操作型的、具有大学文化层次的高级技术人才。同普通高等教育相比，高等职业教育培养出来的学生，毕业后大多数能够直接上岗，一般没有所谓的工作过渡期或适应期，即使有也是非常短的。

(3) 与经济发展关系上的区别　随着社会的发展，高等教育与社会经济发展的联系越来越紧密，高等职业教育又是高等教育中同经济发展联系最为密切的一部分。在一定的发展阶段中，高等职业教育学生人数的增长与地区的国民生产总值的变化处于正相关状态，高职教育针对本地区的经济发展和社会需要，培养相关行业的高级职业技术人才，它的规模与发展速度和产业结构的变化，取决于经济发展的速度和产业结构的变化。随着我国经济结构的战略性调整，社会对高等职业教育的发展要求和定位必然以适应社会和经济发展的需求为出发点和落脚点，高等职业教育如何挖掘自身内在的价值，使之更有效地服务于社会是其根本性要求。

(4) 专业设置与课程设置上的区别　在专业设置及课程设置上，普通高等教育是根据学科知识体系的内部逻辑来严格设定的，而高等职业教育则是以职业岗位能力需求或能力要素为核心来设计的。就高等职业教育的专业而言，可以说社会上有多少个职业就有多少个专业；就高等职业教育的课程设置而言，也是通过对职业岗位的分析，确定每种职业岗位所需的能力或素质体系，再来确定与之相对应的课程体系。有人形象地说，以系列产品和职业证书来构建课程体系，达到高等职业教育与社会需求的无缝接轨。

(5) 培养方式上的区别　普通高等教育以理论教学为主，虽说也有实验、实习等联系实际的环节，但其目的仅仅是为了更好地学习、掌握理论知识，着眼于理论知识的理解与传授。而高等职业教育则是着眼于培养学生的实际岗位所需的动手能力，强调理论与实践并重，教育时刻与训练相结合，因此将技能训练放在了极其重要的位置上，讲究边教边干，边干边学，倡导知识够用为原则，缺什么就补什么，实践教学的比重特别大。这样带来的直接效果是，与普通高等教育相比，高等职业教育所培养的学生，在毕业后所从事的工作同其所受的职业技术教育的专业是对口的，他们有较好的岗位心理准备和技术准备，因而能迅速地适应各种各样的工作要求，为企业或单位带来更大的经济效益。

2. 高等职业教育与普通高等教育在课堂教学评价上的区别

根据高等职业教育与普通高等教育在上述两个方面的明显区别，对二者在课堂教学评价问题上区别就容易得出答案了。从评价内容来看，普通高等教育重点放在教师对基础科学知识的传授之上；高等职业教育则主要放在教师对技术知识与操作技能的传授方面。从评价过程来看，普通高等教育主要围绕教师的教学步骤展开；高等职业教育则主要围绕学生的学习环节来进行。从评价者来看，普通高等教育主要是以学科教师为主；高等职业教育则主要以岗位工作人员为主。从评价方式来看，普通高等教育主要以同行和专家评价为主；高等职业教育则主要以学生评教为主。

（四）结论

（1）高等职业技术教育和普通高等教育都是高等教育的重要组成部分，二者只有类型的区别，没有层次的区别。因此，高等职业技术教育既是高等教育的一种类型，又是职业技术教育高层次。

（2）高等职业技术教育和普通高等教育在培养目标上有所区别：高等职业技术教育的培养目标是定位于技术型人才的培养；普通高等教育强调培养目标的学术定向性，而高等职业教育强调培养目标的职业定向性。普通高等教育培养的是理论型人才，而高等职业教育培养的是应用型人才。高等职业教育不仅需要学生掌握基本知识和理论，还需要学生提高实践能力。

（3）高等职业技术教育和普通高等教育在培养模式上有所差异：普通高等教育在人才培养模式中强调学科的"重要性"，注重理论基础的"广博性"和专业理论的"精深性"；专业设置体现"学科性"，课程内容注重"理论性"，教学过程突出"研究性"。高等职业技术教育则更为强调职业能力的"重要性"，注重理论基础的"实用性"；专业设置体现"职业性"，课程内容强调"应用性"，教学过程注重"实践性"。

（4）高等职业技术教育和普通高等教育在教学管理上有所不同：普通高等教育在教学管理中更注重稳定性、长效性和学术自主性。相对而言，高等职业技术教育则更强调教学管理的灵活性、应变性、多重协调性和目标导向性。

（5）普通高等教育需要的是基础理论扎实、学术水平高、科研能力强的教师队伍，高等职业教育需要的是既在理论讲解方面过硬，又在技艺和技能方面见长的"双师型"的教师队伍。

（6）高等职业技术教育和普通高等教育在生源、教育特色、实践能力等方面也存在一定差异。

二、我国大力发展高等职业教育

我国高等职业教育担负着培养适应社会需求的生产、管理、服务第一线应用性专门人才的使命，高等职业教育的改革发展对全国实施科教兴国战略和人才强国战略有着极为重要的意义。随着经济体制改革的不断深入和国民经济的快速发展，我国在制造业、服务业等行业的技术应用性人才紧缺的状况越来越突出，它直接影响了生产规模和产品质量，制约了产业的发展，影响了国际竞争力的增强。因此，国家十分强调要"大力发展高等职业教育"。

在过去的10年，我国高职教育规模得到迅猛的发展。独立设置院校数从431所增长到1184所，占普通高校总数的61％；2008年高职教育招生数达到311万人，比1998年增长了6倍，在校生近900万人，对高等教育进入大众化历史阶段发挥了重要的基础性作用。

2006年11月16日，中华人民共和国教育部颁布文件《教育部关于全面提高高等职业教育教学质量的若干意见》（教高〔2006〕16号）明确指出："高等职业教育作为高等教育发展中的一个类型，肩负着培养面向生产、建设、服务和管理第一线需要的高技能人才的使命，在我国加快推进社会主义现代化建设进程中具有不可替代的作用。"同时，开始实施被称为"高职211工程"的"国家示范性高等职业院校建设计划"，力争到2020年中国大陆出现20所文化底蕴丰厚、办学功底扎实、具有核心发展力且被国外高等职业教育界广泛认可的世界著名高职院校；重点建设100所办学特色鲜明、教学质量优良在全国起引领示范作用的高职院校；重点建设1000个技术含量高，社会适应性强，有地方特色和行业优势的品牌专业。截至2008年，中华人民共和国教育部和财政部已经正式遴选出了天津职业大学、成都航空职业技术学院、深圳职业技术学院等100所国家示范性高等职业院校建设单位和8所重点培育院校。自此，我国高等职业教育和高职院校进入了一个前所未有的新的发展历史时期。

《中共中央关于制定国民经济和社会发展第十二个五年规划的建议》中提到"加快教育改革发展。全面贯彻党的教育方针，保障公民依法享有受教育的权利，办好人民满意的教育。按照优先发展、育人为本、改革创新、促进公平、提高质量的要求，深化教育教学改革，推动教育事业科学发展。全面推进素质教育，遵循教育规律和学生身心发展规律，坚持德育为先、能力为重，促进学生德智体美全面发展。积极发展学前教育，巩固提高义务教育质量和水平，加快普及高中阶段教育，大力发展职业教育，全面提高高等教育质量，加快发展继续教育，支持民族教育、特殊教育发展，建设全民学习、终身学习的学习型社会。"

《教育规划纲要》中也提出建立健全政府主导、行业指导、企业参与的办学机制，制定促进校企合作办学法规，推进校企合作制度化。鼓励行业组织、企业举办职业学校，鼓励委托职业学校进行职工培训。制定优惠政策，鼓励企业接收学生实习实训和教师实践，鼓励企业加大对职业教育的投入。

《国务院办公厅关于开展国家教育体制改革试点的通知》也提出改革职业教育办学模式，构建现代职业教育体系，提出了若干试点建设。其中天津分别被列入"建立健全政府主导、行业指导、企业参与的办学体制机制，创新政府、行业及社会各方分担职业教育基础能力建设机制，推进校企合作制度化"的试点城市；"开展中等职业学校专业规范化建设，加强职业学校'双师型'教师队伍建设，探索职业教育集团化办学模式"的试点城市；"探索建立职业教育人才成长'立交桥'，构建现代职业教育体系"的试点城市。

借助国家大力发展高等职业教育的东风，高职院校将优化资源配置、积极探索多样化的办学模式，促进教学改革和课程改革等。高职院校将有更多机会筹建各类实训基地、参与及组织各类职业技能竞赛，实现健全技能型人才培养体系，推动普通教育与职业教育相互沟通，相互借鉴，为学生提供更好的学习平台，提升学生的职业素养，与企业实现零距离接轨，更快的服务于区域经济发展。

三、专业、职业、工种、岗位的内涵

以工学结合为特色、以就业为导向、以服务为宗旨是高等职业院校的办学理念。鉴于此，学生入校以来就要和企业需求紧密结合。在入学之初，我们及早了解专业与职业、工种及岗位之间的联系，将更有利于开展今后的学习。

1. 专业

根据《普通高等学校高职高专教育专业设置管理办法(试行)》，由教育部组织制订的《普通高等学校高职高专教育指导性专业目录》（以下简称《目录》）是国家对高职高专教育进行宏观指导的一项基本文件，是指导高等学校设置和调整专业，教育行政部门进行教育统计和人才预测等工作的重要依据，也可作为社会用人单位选择和接收毕业生的重要参考。

其所列专业是根据高职高专教育的特点，以职业岗位群或行业为主兼顾学科分类的原则进行划分的，体现了职业性与学科性的结合，并兼顾了与本科目录的衔接。专业名称采取了"宽窄并存"的做法，专业内涵体现了多样性与普遍性相结合的特点，同一名称的专业，不同地区不同院校可以且提倡有不同的侧重与特点。《目录》分设农林牧渔、交通运输、生化与药品、资源开发与测绘、材料与能源、土建、水利、制造、电子信息、环保气象与安全、轻纺食品、财经、医药卫生、旅游、公共事业、文化教育、艺术设计传媒、公安、法律等。截止2012年，我国高职高专教育拟招生专业1073种，专业点51378个。

2. 职业

职业是参与社会分工，利用专门的知识和技能，为社会创造物质财富和精神财富，获取合理报酬，作为物质生活来源，并满足精神需求的工作。我国职业分类，根据我国不同部门公布的标准分类，主要有两种类型：

第一种：根据国家统计局、国家标准总局、国务院人口普查办公室1982年3月公布，供第三次全国人口普查使用的《职业分类标准》。该《标准》依据在业人口所从事的工作性质的同一性进行分类，将全国范围内的职业划分为大类、中类、小类三层，即8大类、64中类、301小类。其8个大类的排列顺序是：第一，各类专业、技术人员；第二，国家机关、党群组织、企事业单位的负责人；第三，办事人员和有关人员；第四，商业工作人员；第五，服务性工作人员，第六，农林牧渔劳动者；第七，生产工作、运输工作和部分体力劳动者；第八，不便分类的其他劳动者。在八个大类中，第一、二大类主要是脑力劳动者，第三大类包括部分脑力劳动者和部分体力劳动者，第四、五、六、七大类主要是体力劳动者，第八类是不便分类的其他劳动者。

第二种：国家发展计划委员会、国家经济委员会、国家统计局、国家标准局批准，于1984年发布，并于1985年实施的《国民经济行业分类和代码》。这项标准主要按企业、事业单位、机关团体和个体从业人员所从事的生产或其他社会经济活动的性质的同一性分类，即按其所属行业分类，将国民经济行业划分为门类、大类、中类、小类四级。门类共13个：①

农、林、牧、渔、水利业；②工业；③地质普查和勘探业；④建筑业；⑤交通运输业、邮电通信业；⑥商业、公共饮食业、物资供应和仓储业；⑦房地产管理、公用事业、居民服务和咨询服务业；⑧卫生、体育和社会福利事业；⑨教育、文化艺术和广播电视业；⑩科学研究和综合技术服务业；⑪金融、保险业；⑫国家机关、党政机关和社会团体；⑬其他行业。这两种分类方法符合我国国情，简明扼要，具有实用性，也符合我国的职业现状。

（1）职业资格　职业资格是对从事某一职业所必备的学识、技术和能力的基本要求。

职业资格包括从业资格和执业资格。从业资格是指从事某一专业（职业）学识、技术和能力的起点标准。执业资格是指政府对某些责任较大，社会通用性强，关系公共利益的专业（职业）实行准入控制，是依法独立开业或从事某一特定专业（职业）学识、技术和能力的必备标准。

（2）职业证书　职业资格证书是劳动就业制度的一项重要内容，也是一种特殊形式的国家考试制度。它是指按照国家制定的职业技能标准或任职资格条件，通过政府认定的考核鉴定机构，对劳动者的技能水平或职业资格进行客观公正、科学规范的评价和鉴定，对合格者授予相应的国家职业资格证书。

《劳动法》第八章第六十九条规定：国家确定职业分类，对规定的职业制定职业技能标准，实行职业资格证书制度，由经过政府批准的考核鉴定机构负责对劳动者实施职业技能考核鉴定。

《职业教育法》第一章第八条明确指出：实施职业教育应当根据实际需要，同国家制定的职业分类和职业等级标准相适应，实行学历文凭、培训证书和职业资格证书制度。

这些法律条款确定了国家推行职业资格证书制度和开展职业技能鉴定的法律依据。

（3）职业资格等级证书等级　我国职业资格证书分为五个等级：初级工（五级）、中级工（四级）、高级工（三级）、技师（二级）和高级技师

（一级）。

3. 工种

工种是根据劳动管理的需要，按照生产劳动的性质、工艺技术的特征、或者服务活动的特点而划分的工作种类。

目前大多数工种是以企业的专业分工和劳动组织的基本状况为依据，从企业生产技术和劳动管理的普遍水平出发，为适应合理组织劳动分工的需要，根据工作岗位的稳定程度和工作量的饱满程度，结合技术发展和劳动组织改善等方面的因素进行划分的。

例如，医药特有工种职业（工种）目录涉及化学合成制药工工种47种、生化药品制造工的生化药品提取工、发酵工程制药工微生物发酵工等6种、药物制剂工工种31种、药物检验工工种7种、实验动物饲养工药理实验动物饲养工、医药商品储运员（含医疗器械）工种5种、淀粉葡萄糖制造工工种12种。

4. 岗位

岗位，是组织为完成某项任务而确立的，由工种、职务、职称和等级内容组成。岗位职责指一个岗位所要求的需要去完成的工作内容以及应当承担的责任范围。

药事管理涉及药品注册、研究开发、生产、经营、流通、使用、价格、广告等方面，意味着在相应方面均有基层工作和管理、监督检查人员。每一环节均有其对应的岗位及岗位职责。

总体来看，选择学习了哪一专业，就意味着今后进入哪一行业，从事何种职业的机会更大一些。要积极面对专业课程的学习，同时寻求拓展专业知识的机会，有条件的基础上，可以自学其他专业的课程，增加自己的职场竞争力。

四、高等职业教育实行"双证书"制度

所谓双证书制，是指高职院校毕业生在完成专业学历教育获得毕业文凭的同时，必须参与其专业相衔接的国家就业准入资格考试并获得相应的

职业资格证书。即高等职业院校的毕业生应取得学历和技术等级或职业资格两种证书的制度。

高职学历证书与职业资格证书既有紧密联系，又有明显区别。高职学历教育与职业资格证书制度的根本方向和主要目的具有一致性，都是为了促进从业人员职业能力的提高，有效地促进有劳动能力的公民实现就业和再就业，二者都以职业活动的需要作为基本依据。但是，二者又不能相互等同、相互取代。职业资格标准的确定仅以社会职业需要为依据，是关于"事"的标准，主要是为了维护用人单位的利益和社会公共利益。学历教育与职业资格的考核方式也存在明显不同。职业资格鉴定只是一种终结性的考核评价，而学历教育既注重毕业时和课程结束时的终结性考核评价，更注重学习过程中的发展性评价。为了达到教育目标，学历教育可以采用标准参照，也可以采用常模参照，而职业资格鉴定仅采用标准参照。此外，职业资格鉴定要规定从业者的工作经历，而毕业证书的发放则要规定学习者的学习经历。

双证书制度是在高等职业教育改革形势下应运而生的一种新的制度设计，是对传统高职教育的规范和调整。实行双证书制度是国家教育法规的要求，是人才市场的要求，也是高等职业教育自身的特性和社会的需要。

1. 实行双证书制度是国家教育法规的要求

几年来国家在许多法规和政策性文件中提出了实行双证书制度的要求。1996年颁布的《中华人民共和国职业教育法》规定"实施职业教育应当根据实际需要，同国家制定的职业分类和职业等级标准相适应，实行学历证书、培训证书和职业资格证书制度。"并明确"学历证书、培训证书按照国家有关规定，作为职业学校、职业培训机构的毕业生、结业生从业的凭证。"1998年国家教委、国家经贸委、劳动部《关于实施〈职业教育法〉加快发展职业教育的若干意见》中详细说明："要逐步推行学历证书或培训证书和职业资格证书两种证书制度。接受职业学校教育的学生，经所在学校考试合格，按照国家有关规定，发给学历证书；接受职业培训的学生，经所在职业培训机构或职业学校考核合格，按照国家有关规定，发给培训证书。对职业学校或职业培训机构的毕(结)业生，要按照国家制定的职业分类和职业等级、职业技能标准，开展职业技能考核鉴定，考核合格的，按照国家有关规定，发给职业资格证书。学历证书、培训证书和职业资格证书作为从事相应职业的凭证。"《教育规划纲要》提到要增强职业教育吸引力，完善职业教育支持政策。积极推进学历证书和职业资格证书"双证书"制度，推进职业学校专业课程内容和职业标准相衔接。完善就业准入制度，执行"先培训、后就业"、"先培训、后上岗"的规定。

以上这些，为实行双证书制度提供了法律依据和政策保证。

2. 实行双证书制度是社会人才市场的要求

随着社会主义市场经济的发展，社会人才市场对从业人员素质的要求越来越高，特别是对高级实用型人才的需求更讲究"适用"、"效率"和"效益"，要求应职人员职业能力强，上岗快。这就要求高等职业院校的毕业生，在校期间就要完成上岗前的职业训练，具有独立从事某种职业岗位工作的职业能力。双证书制度正是为此目的而探索的教育模式，职业资格证书是高职毕业生职业能力的证明，谁持有的职业资格证书多，谁的从业选择性就大，就业机会就多。

3. 实行双证书制度是高职教育自身的特性

高等职业教育是培养面向基层生产、服务和管理第一线的高级实用型人才。双证书是实用型人才的知识、技能、能力和素质的体现和证明，特别是技术等级证书或职业资格证书是高等职业院校毕业生能够直接从事某种职业岗位的凭证。因此，实行双证书制度是高等职业教育自身的特性和实现培养目标的要求。

高等职业教育实行"双证书"制度主旨在于提高高职院校学生的就业竞争力，确保学生毕业后能够学有所有，大力服务于企业发展及社会主义经济建设。

五、高职毕业生，职场上的香饽饽

1. 全国就业整体形势

《国务院关于批转促进就业规划（2011～2015年）的通知》中对"十二五"时期面临的就业形势做出明确阐述："十二五"时期，我国就业形势将更加复杂，就业总量压力将继续加大，劳动者技能与岗位需求不相适应、劳动力供给与企业用工需求不相匹配的结构性矛盾将更加突出，就业任务更加繁重。

2. 政策措施

（1）促进以创业带动就业 健全创业培训体系，鼓励高等和中等职业学校开设创业培训课程。健全创业服务体系，为创业者提供项目信息、政策咨询、开业指导、融资服务、人力资源服务、跟踪扶持，鼓励有条件的地方建设一批示范性的创业孵化基地。

（2）统筹做好城乡、重点群体就业工作 其中就明确要切实做好高校毕业生和其他青年群体的就业工作。

一方面继续把高校毕业生就业放在就业工作的首位，积极拓展高校毕业生就业领域，鼓励中小企业吸纳高校毕业生就业。鼓励引导高校毕业生面向城乡基层、中西部地区，以及民族地区、贫困地区和艰苦边远地区就业，落实各项扶持政策。

另一方面，鼓励高校毕业生自主创业、支持高校毕业生参加就业见习和职业培训。

3. 大力培养急需紧缺人才

"十二五规划"提出教育和人才工作发展任务创新驱动实施科教兴国和人才强国战略。其中提到促进各类人才队伍协调发展。涉及到要大力开发装备制造、生物技术、新材料、航空航天、国际商务、能源资源、农业科技等经济领域和教育、文化、政法、医药卫生等社会领域急需紧缺专门人才，统筹推进党政、企业经营管理、专业技术、高技能、农村实用、社会工作等各类人才队伍建设，实现人才数量充足、结构合理、整体素质和创新能力显著提升，满足经济社会发展对人才的多样化需求。

4. 高职生就业现状

在政策扶持下，高职高专院校就业率连年攀升。经过多年的发展，秉持着以就业为导向的办学目标，目前国内不少高职高专院校终于百炼成钢，摸准了市场的脉搏，按照市场需求培养的学生就成了就业市场上的"香饽饽"。

高职院校就业率高的主要原因在于培养的人才"适销对路"，职业能力强、专业对口人才紧缺、订单式培养是高职毕业生就业率走高的根本原因。各高职学院积极地与企业合作，根据市场需求进行课程开发；通过校企合作，企业把车间搬到学院，或者学生到企业以场中校的形式，把学生的实践环节做足做实，真正的与就业零距离接触。再者现在越来越多的用人单位讲究人才的优化配置，做到人岗匹配，对某些岗位来说，录用高职生比录用本科生可以花费更少的薪酬及培训成本，却能获得更好的用人效果。

很多高职学生通过在校期间参加各类实训、工学交替、订单培养班及技能大赛等，练就了一身本领，拿到了相关的职业资格证书，掌握了企业急需的专业技能，这些磨砺使企业看到了他们的价值，帮助他们确立了在企业中的工作岗位，有些甚至成为用人单位后备人才培养对象。

社会经济发展趋势及企业对技能型人才的需求越旺盛，高职毕业生的优势就越来越凸现，有些高职毕业生还没有毕业就被用人单位提前预订一空，有些在学期间就能拿着比不少本科毕业生还要高的薪水。

当然，高职毕业生不应满足于眼前的高就业率，更应为个人今后长期的职业发展，做出更好的规划，要不断的提升个人学历层次或是提升技能水平，以满足不断变化的市场需求，长期处于优势地位。

模块二 学技能，就业有实力

任务一 学技能，三年早知道

一、现代中药技术专业概况

1. 人才培养目标

本专业培养面向现代中药提取、中药材加工炮制生产第一线，具有中药各种加工技术、炮制技术，中药各种提取技术，中药材储存养护技术能力，掌握现代中药技术基本理论和基本技能，适应市场经济建设和社会发展需要的德、智、体、美等方面全面发展的高端技能型专门人才。

2. 就业岗位要求

现代中药技术专业培养的毕业生主要面向生产一线，可以从事现代中药的提取、炮制、养护、采购、验收、检验、栽培等工作。

3. 本专业的定位

在中药行业产业链中，现代中药技术专业处于产业链的上游，即中药炮制与提取（中游是中药制药技术专业，即中药剂型的生产和质量检测；下游是中药专业，即中药饮片及中成药的销售和药学服务）。

4. 本专业获取的岗位技能证书的名称、等级

工种	等级	
中药炮制工	中级	高级
中药提取工	中级	高级

考核措施：我们将培训与考核融于日常教学活动中，第五、六学期参加考核。理论培训与实践操作均在学院内进行。

学生在毕业时必须取得上述技能证书的一个中级工证。鼓励考取高级工证。还可以选择考取中药调剂员和中药购销员证。

取得证书方式：由行业内特有工种鉴定站考核发证。

5. 同类院校相关专业人才培养情况

在我国开设现代中药技术专业的高职学院还有一所，就是山西药科职业学院。

高职层次开设现代中药技术相似专业的高职学院有：天津现代职业技术学院开设天然产物提取应用技术专业，培养目标是植物药的提取应用。山西药科职业学院开设中药制药技术专业现代中药技术方向，培养目标是在中药制药的基础上注重中药新产品开发、药品申报与注册等。

我院现代中药技术专业所确立的培养目标是现代中药提取、分离、精制能力和中药炮制中炒、炙、煅、蒸、煮、燀能力的培养。

知识链接

植物(中药)标准化提取物

植物(中药)标准化提取物是融合了现代制药技术和生物化工技术的新型高科技产品，也是近年来中药占领国际市场的新品种，加工程度与科技含量较高。随着近年来国际上"回归自然"、"绿色消费"已成时尚，天然植物药在西方发达国家成为现代医疗保健的理想选择，由此营造了巨大的天然植物药产品市场和植物(中药)标准化提取物产品市场。受世界植物药市场需求增长的拉动，2004年以来，我国植物(中药)提取物出口呈现量价双增良好势头，尤其是出口均价有了大幅提高。最新统计显示2005年我国植物(中药)提取物出口2.93亿美元，同比增长46%。业界专家预计，我国植物(中药)提取物对几个大市场的出口仍将稳步增长，增幅将超过

20%。全球植物药市场在 2005 年突破 260 亿美元，植物(中药)提取物市场前景广阔。我国是世界公认的植物药大国，又有着传统中医药理论的指导，因此发展植物(中药)提取物生产有着得天独厚的优势。今年以来我国植物(中药)提取物生产和出口有了较大幅度的增长，但也应该看到，目前我国植物(中药)提取物在国际上所占的份额仅为 4% 左右。

植物(中药)标准化提取物是国际天然医药保健品市场上的一种新的产品形态，是现代植物药先进技术的载体，该类产品在符合 GAP、GMP 要求下进行生产，同时采用先进的工艺和质量检测技术，如大孔吸附树脂分离技术、HPLC、HPTLC、GC、GC-MS、HPLC-MS 等分析仪器和技术在国内植物(中药)提取物生产企业中得到普及和应用，它体现了中药产业的技术进步，体现了中药现代化的要求。植物(中药)标准化提取物是对植物药材的深度加工，具有开发投入较少、技术含量高、产品附加值大、国际市场广泛等优势和特点，是目前中药进入国际市场的一种理想方式；植物(中药)提取物经数年的发展，已具备一定的产业规模，出口比例已超过中药，并呈现上升趋势。目前我国植物(中药)提取物产业已形成一定的规模，专业生产企业有 200 家以上，不少中成药、精细化工等生产企业也生产提取物，经营企业有 800~900 家，经营规范普遍较小，最大不超过千万美元。

植物(中药)提取物品种在 180 种以上，现有的品种可分为 3 类：单味标准化提取物，如大蒜、大豆、生姜、辣椒、川芎、越桔、紫锥菊、小白菊、缬草、枳实、当归、黄芪、五味子、灵芝、蒺藜、厚朴、刺五加、贯叶连翘、红车轴草、银杏叶等提取物；复方中药提取物，如补中益气方提取物等；纯化提取物，包括活性部位和单体化合物，如大豆异黄酮、人参皂苷、茶叶提取物(茶多酚、茶多糖、茶色素、茶氨酸、咖啡因、儿茶素)、茄尼醇、烟碱、白藜芦醇、石杉碱甲等。从 1996 年到 2004 年间，中药材、植物(中药)提取物和中成药三种形态的中药产品在全部中药产品出口额中所占的比重显著变化，最显著的变化就是植物(中药)提取物所占的比重上升。中药材是最初级、附加值最低的中药产品，位于相对加工上游的位置；中成药是深加工产品，附加值最高；而植物(中药)提取物处于加工链条的中游。伴随着我国医药工业化进程的推进，应当相对减少以中药材形式出口，增加经过加工的产品，如植物(中药)提取物和中成药的出口。中药材出口额所占比重从 1996 年的 75.5% 降低到了 2004 年的 46%，而同期植物提取物的出口额由 9.7% 增长到 38.3%。但是中成药的出口增长却令人失望，连续 8 年一直在 15%~16% 左右波动，没有任何增长趋势。有关分析认为深层次原因在于：从中药材到植物(中药)提取物，只需要医药工业装备、生产技术和生产能力提高；但是要提高中成药的出口，却涉及到更为复杂的问题，如我国药厂的国际药政能力、国际营销能力、中成药被其他国家接受的程度等等，这些都是制约中药/中成药真正走向世界的重大问题。在中药材、中成药、提取物三个大类中，由于市场需求的增长，我国所具备的资源、劳动力成本和技术优势，企业对国际市场的进一步熟悉，植物(中药)提取物将增长最快。

我国在中药资源的精深加工利用方面还存在不少问题，如：①中药资源深加工利用水平低，产品附加值低；②中药资源综合利用规模小，利用率低，产品单一；③制备技术水平不高，产品的质量水平不能满足市场需求，上述原因导致中药资源综合、高效利用水平低、浪费严重，资源的潜在经济优势没有得到充分发挥。因此，利用中药功能性成分的工业化制备生产技术成果，开展中药资源精深加工及产业化开发，同时，利用本身的技术和研发优势开发并生产多种其他植物标准化提取物产品，如大蒜提取物、大豆提取物、生姜提取物、辣椒提取物、葛根提取物、烟叶提取物(茄尼醇、烟碱)、贯叶连翘提取物、银杏提取物、淫羊藿提取物、枳实提取物、川芎提取物、当归提取物、红车轴提取物等。从而创造良好的社会效益和经济效益。

(摘自 http://www.biodrug.cn/biobbs/board/dis.asp?id=941&5)

二、岗位能力分析与课程体系

1.职业岗位能力分析

现代中药技术专业培养适应现代中药技术行业所需要的德、智、体、美全面发展的，具备从事现代中药的提取、炮制、养护、采购、验收、检验、栽培等工作所需技术和技能，具有较强责任感、事业心和创新精神的高素质技能型专门人才。

现代中药技术专业面向的职业岗位群（对应或参照于国家职业分类大典）：中药炮制与配制工（6-14-04-01）岗位群、中药材生产管理员（5-01-05-03）岗位群、中药检验工（6-26-01-22）岗位群、中药材生产管理员（4-01-03-03）岗位群、中药材种植员（5-01-05-01）岗位群。

2.就业面向分析（包括毕业生可能适应的岗位情况）

现代中药技术专业所覆盖的工种：中药炮制工（34-013）、中药配料工（34-014）、中药提取工（34-016）、中药材生产管理员（34-003）、中药材资源护管员（34-004）、中药验收员（34-009）、中药质检工（34-045）、中药材收购员（34-005）、中药材生产管理员（34-008）、中药保管员（34-010）、中药养护员（34-011）、中药材种植员（34-001）。

3. 课程体系设置

高职课程设置以服务为宗旨，以就业为导向，突出职业能力培养，体现高职高专的办学定位，特别是专业课程以岗位分析和具体工作过程为基础，根据技术领域和职业岗位（群）的要求设计课程，课程设置要符合科学性、先进性和教育教学的普遍规律，具有工学结合的鲜明特色，要注重岗位需求和前后续课程的衔接。

根据培养目标及人才规格要求，本专业课程分为公共基础模块、专业技术模块、技能训练模块、人文素养模块、专业发展模块、专业拓展模块。

（1）必修课程

①公共基础模块

a．学院公共基础课程：军训、专业入门教育、大学生心理健康、思想道德修养与法律基础、毛泽东思想和中国特色社会主义理论体系概论、形势与政策、英语、计算机应用基础、体育、医药行业职业道德与就业指导、医药行业社会实践。

　　b．行业公共基础课程：医药行业安全规范、医药行业卫生学基础、医药行业法律与法规。

　　②专业技术模块

　　a．专业核心基础课程：药用基础化学、天然药物化学、中医基础、中药基础、制药识图、中药商品识别技术、药材商品鉴定技术、中药保管与养护技术、机电一体化、中药质量检验技术。

　　b．专业核心技术课程：中药炮制技术、现代中药提取技术与工艺、中药制药设备。

　　③技能训练模块

　　a．岗位综合实训：中药炮制岗位综合实训、中药提取岗位综合实训、上山采药与安国市场实训。

　　b．顶岗实习：顶岗实习类课程须附上专业顶岗实习计划。

　　（2）选修课程

　　①人文素养模块：3门。

　　大学生礼仪、艺术欣赏、应用文写作。

　　②专业发展模块：3门。

　　中药制剂技术、方剂与中成药、中药调剂技术。

　　③专业拓展模块：3门。

　　药用植物基础、中药资源、中药保健。

三、学期安排、课程学习与技能提高

1. 学期安排

　　（1）第一、二学期　完成公共基础模块的教学。基础课程以"必需、够用"为度，以基本技能培养为目的，分为学院公共基础课、行业公共基础课和专业基础课，使学生具备较强学习能力和接受新技术的能力。依托校内外实训基地，通过企业认知实习，为培养学生提取和炮制能力打基础。

　　第一学年的课程主要集中在公共基础模块，分为学院公共基础课程和行业公共基础课程。

学院公共基础课程主要有：大学生心理健康、毛泽东思想和中国特色社会主义理论体系概论、英语、计算机基础、体育、医药行业职业道德与就业指导、医药行业社会实践等课程。学院公共基础课程的设置主要是使学生掌握大学生应具有的基本能力和职业素养。

行业公共基础课程主要有：医药行业安全规范、医药行业卫生学基础、医药行业法律与法规。通过这些课程的学习，应掌握进入本行业应该具备的基本职业知识、能力和职业素养。

专业核心基础课程在第一学期和第二学期开设药用基础化学、中医基础、中药基础、中药商品识别技术等。

(2) 第三、四学期　完成专业技术模块的学习，采校内实训与校外实训相结合、校内一体化教室和校外企业实验室相结合、校外实训和校内教学做一体分阶段交替进行的方式进行。第二学年的专业技术模块课程分为专业核心基础课程和专业核心技术课程。

(3) 第五、六学期　通过综合实训课程的学习，顶岗实习与就业岗位相结合，在对口岗位强化对生物医药研发实验能力的培养，实现专业教学与企业生产融合。教师与学生参与企业研发过程，企业技术骨干参与人才培养过程，学校老师和企业工程技术人员对学生共同指导、管理和考核，将诚信教育、爱岗敬业等职业道德与素质教育融入人才培养过程。

2. 主要课程介绍

(1) 学院公共基础课程

①大学生心理健康：本课程以邓小平理论、"三个代表"重要思想为指导，深入贯彻落实科学发展观，坚持心理和谐的教育理念，对学生进行心理健康的基本知识、方法和意识的教育。其任务是提高全体学生的心理素质，帮助学生正确认识和处理成长、学习、生活和求职就业中遇到的心理行为问题，促进其身心全面和谐发展。帮助学生了解心理健康的基本知识，树立心理健康意识，掌握心理调适的方法。指导学生正确处理各种人际关系，学会合作与竞争，培养职业兴趣，提高应对挫折、求职就业、适

应社会的能力。正确认识自我，学会有效学习，确立符合自身发展的积极生活目标，培养责任感、义务感和创新精神，养成自信、自律、敬业、乐群的心理品质，提高全体学生的心理健康水平和职业心理素质。

②思想道德修养与法律基础：本课程是高校思想政治理论课的必修课程。该课程从当代大学生面临和关心的实际问题出发，以正确的人生观、价值观、道德观和法制观教育为主线，通过理论学习和实践体验，帮助大学生形成崇高的理想信念，弘扬伟大的爱国主义精神，确立正确的人生观和价值观，牢固树立社会主义荣辱观，培养良好的思想道德素质和法律素质，进一步提高分辨是非、善恶、美丑和加强自我修养的能力，为逐渐成为德智体美全面发展的社会主义事业的合格建设者和可靠接班人，打下扎实的思想道德和法律基础。

③毛泽东思想和中国特色社会主义理论体系概论：本课程是高校大学生必修的马克思主义理论课程。课程比较系统地论述了毛泽东思想、邓小平理论、"三个代表"重要思想和科学发展观的科学内涵、形成发展过程、科学体系、历史地位、指导意义、基本观点以及中国特色社会主义建设的路线、方针、政策。本课程的主要任务是通过学习，让当代大学生理解毛泽东思想和中国特色社会主义理论体系的基本知识与基本理论，树立建设中国特色社会主义的坚定信念，培养运用马克思主义的立场、观点和方法分析和解决问题的能力，增强在中国共产党领导下全面建设小康社会、加快推进社会主义现代化的自觉性和坚定性；引导大学生正确认识肩负的历史使命，努力成为德智体美全面发展的中国特色社会主义事业的建设者和接班人。

④形势与政策：本课程以邓小平理论和"三个代表"重要思想为指导，全面贯彻落实科学发展观，构建社会主义和谐社会的指导思想，紧密结合国内外政治经济形势的发展变化，结合大学生思想实际，针对国内外重大热点问题，进行引导教育，以期帮助大学生进一步树立正确的形势观、政策观、荣辱观，增强社会责任感和使命感，坚定在中国共产党领导下走中国特色社会主义道路的信心和决心，积极投身改革开放和现代化建

设伟大事业。

　　⑤英语：本课程是一门公共英语课程，注重语言基本技能的训练与培养学生使用能力相结合，使二者融为一体，并贯彻始终。听、说、读、写技能的培养有分有合，突出综合训练，做到"学为了用，学用结合"，把握"应用与应试"结合，"以应用为目的，实用为主，够用为度"的教学方向。

　　本课程教学内容以实用英语为基础，培养学生实际应用能力。使学生做到："听"懂对话及短文，并能完成对应练习；"说"出简单的与日常生活相关的话题；"读"懂篇幅适中的文章，在理解的基础上完成相关的练习；"写"出实用性作文，尽量避免语法错误，用词恰当；掌握相关的语法知识；通过高等学校英语应用能力 B 级考试。

　　⑥计算机应用基础：本课程教学内容包括计算机基础知识、操作系统、汉字输入方法、中文 Word 的使用、中文 Excel 的使用、中文 Power-Point 的使用、计算机网络与 Internet、计算机外部设备、常用工具软件。

　　通过本课程的教学，不仅让学生掌握计算机的基础知识，而且初步具有利用计算机分析问题、解决问题的意识与能力，提高学生的计算机素质，为将来应用计算机知识和技能解决专业实际问题打下基础；通过天津市高等职业教育计算机应用能力等级考试一级。

　　⑦体育：本课程打破以竞技运动为内容、以身体素质和技能达标为目标的传统体育教学体系，确立了以终身体育意识和运动技能为内容、以学生身心健康为目标的新型体育教学体系，改变了单一课堂教学的狭隘模式，构建了集课堂教学、课外锻炼、运动训练为一体的课内外一体化的课程教学新模式。教学方法也突破了长年沿袭的重视竞技运动技能教学的形式，转向根据普通大学生的身心特点和终身体育需求进行教学，创建了新型的教学体系。根据我院学生人才培养方案，在教学过程中注重"工学结合"，全面推进学生素质教育，深化体育教学改革，树立"健康第一"的指导思想，以学生的心理活动为导向，面向全体学生，做到人人享有体育，人人都有进步，人人拥有健康。

（2）行业公共基础课程

①医药行业安全规范：本课程教学内容包括医药行业防火防爆防毒安全生产管理、医药行业电气安全管理和医药行业职工健康保护三方面的知识。通过本教材的学习，学生可以提高安全生产的意识并具备一定的安全防护和急救技能。

②医药行业卫生学基础：本课程教学内容包括微生物基础知识、药品生产过程中卫生管理知识和要求、药品制造车间的洁净区作业知识以及医药行业常用的消毒灭菌技术。通过本课程的学习，使学生掌握GMP对制药卫生的具体要求和基本技能并具备药品生产企业的生产和卫生管理等能力；使学生具备运用消毒和灭菌技术对制药环境、车间、工艺、个人卫生进行管理的能力；培养学生养成遵纪守法、善于与人沟通合作、求实敬业的良好职业素质。

③医药行业法律与法规：本课程面向全院各专业，采用宽基础、活模块的形式，教学内容包括基础项目和选学项目，通过本课程基础项目的学习使学生了解我国药事管理的体制和基本知识，同时使学生了解我国医药行业的各类法律法规，并重点了解《药品生产质量管理规范》（GMP），《中药材生产质量管理规范》（GAP）、《药物非临床研究质量管理规范》（GLP）、《药品经营质量管理规范》（GSP）。学生可根据专业需要选择相应的选学项目进行学习，有针对性地对GMP、GLP、GSP进行系统的学习，为从事医药行业的各项药事工作奠定基础。

④医药行业职业道德与就业指导：本课程教学内容包括医药行业企业认知、职业道德基本规范、医药行业职业道德规范及修养、职业生涯规划设计、中外大学生职业生涯规划对比、树立正确的就业观、求职准备、就业有关制度法律等内容。通过认知医药行业企业的特点、强化医药行业职业道德规范的重要性，正确教育和引导学生职业生涯发展的自主意识，树立正确的择业观、就业观，促使大学生理性地规划自身未来，促进学生知识、能力、人格协调发展，达到学会做人、学会做事，把不断实现自身价值，与为国家和社会做出贡献统一起来。

⑤医药行业社会实践：本课程教学内容包括大学生社会实践概论、大学生社会实践类型及组织、大学生社会实践设计、大学生社会实践的常识和方法、大学生社会实践常用之书五个项目，为突出学生实践技能的培养与锻炼，每个项目都安排了实际演练题目，使大学生不仅掌握实践理论知识，更懂得如何将理论付诸实践。

大学生参加社会实践活动能够促进他们对社会的了解，提高自身对经济和社会发展现状的认识，实现书本知识和实践知识的更好结合，帮助其树立正确的世界观、人生观和价值观。也对未来能在所任职的岗位上发挥青年才智具有重大推动作用。为此在学生未正式走上工作岗位之前，对学生进行社会实践教育是非常重要的。

（3）专业核心基础课程

①药用基础化学：药用基础化学是现代中药技术专业的专业基础课程，通过本课程学习使学生掌握无机化学、分析化学及有机化学的基本概念和基本理论，掌握定量分析的基本操作技能，正确进行分析结果的数据处理和计算；掌握有机化合物的结构、理化性质及其变化规律等，突出有机化学在中药化学成分的提取、分离、纯化所需的知识技能的应用，学会使用化学基本仪器和分析仪器的操作技术。为后续课程天然药物化学的学习提供必要的知识和技能，为学生达到中药炮制工、中药提取工、中药材生产管理员《国家职业标准》中规定的职业技能做好基础知识的储备。

②天然药物化学：天然药物化学是现代中药技术专业的专业基础课程。它是运用现代化学理论和方法，研究天然药物化学成分的提取、精制、分离、鉴定等方法的学科。开设本课程的目的是使学生系统的掌握本课程的基本理论、基本知识和基本技能，具有较熟练的天然药物提取、精制、分离、鉴定等操作技术。为现代中药提取技术与工艺的学习奠定基础。为学生达到中药炮制工、中药提取工、中药材生产管理员《国家职业标准》中规定的职业技能做好基础知识的储备。

③中医基础：中医基础是现代中药技术专业的专业基础课程，也是中药行业的从业人员必备的基本技能之一。本课程的教学任务要求学生通过

学习中医基础理论中的阴阳五行、藏象、气血津液、经络、病因与发病、病机、病证、防治原则等内容，掌握中医的基本特点及中医理论在对常见疾病的中医诊断基础，为后续课中药基础、中药炮制技术的学习做好知识与技能的准备，从而使学生达到中药炮制工、中药提取工、中药材生产管理员《国家职业标准》中规定的职业技能做好基础知识的储备。

④中药基础：中药基础是现代中药技术专业的专业技术课程，是中药行业的从业人员必备的基本技能，本课程的教学任务要求学生掌握中药的四气、五味、升降浮沉、归经、配伍、配伍禁忌等中药学基本理论，掌握360种常用中药的分类、药性、功效、主治和用量用法、使用注意及功效相似药物的异同点。为进一步学习中药炮制技术做好知识与技能的准备，从而使学生达到中药炮制工、中药提取工、中药材生产管理员《国家职业标准》中规定的职业技能做好基础知识的储备。

⑤中药商品识别技术：中药商品识别技术是现代中药技术专业的专业核心课程，是药材商品鉴定技术、中药炮制技术的前续课程，也是中药行业一线从业人员必备的职业技能。中药炮制工、中药提取工、中药材生产管理员《国家职业标准》中规定，从事中药验收、中药炮制、中药提取等职业的中、高级工，都必须掌握400种中药材及饮片的识别技术。通过本课程的学习掌握400种常用中药的来源、产地、性状特征、质量标准、商品等级等基本知识，熟练鉴别400种常用中药材及中药饮片以及性状相似中药饮片的异同点，使学生达到《国家职业标准》的规定要求。

本课程为 C 类课程，在校内实训基地中药标本馆和中药认药实训室内进行教学活动。

⑥药材商品鉴定技术：药材商品鉴定技术是现代中药技术专业的专业核心课程，也是中药行业的从业人员必备的职业技能。通过本课程的学习，使学生掌握中药显微鉴定和理化鉴定的基础知识和技能。掌握中药鉴定的依据，鉴定的一般程序以及中药鉴定的常规方法和质量评价及基本操作技术。使学生达到中药炮制工、中药提取工、中药材生产管理员《国家职业标准》的规定要求。

⑦中药保管与养护：中药保管与养护是现代中药技术专业的专业技术课程，是中药行业的从业人员必备的基本技能。在中药炮制工、中药提取工《国家职业标准》中规定，从事中药炮制、中药提取等职业的中、高级工，必须掌握中药养护与保管的职业技能。本课程的教学任务要求学生掌握中药的分类存放、保管、养护知识和基本技能。使学生达到中药炮制工、中药提取工《国家职业标准》中规定的中药进出库管理、中药储存、一般商品、易变异商品的养护及毒麻中药保管的职业技能要求。

⑧制药识图：通过本课程学习，使学生掌握《机械制图国家标准》的相关规定和工程制图基础知识，绘制和阅读制药设备图、制药工艺流程图等图样，熟练查阅各类技术手册、标准及资料。培养学生识读、绘制制药设备图、制药工艺流程图及相关图样的能力，使学生能掌握国家标准的相关规定，掌握制药常用设备的形状结构、尺寸等。

⑨机电一体化：机电一体化是现代中药技术专业的专业技术课程，通过本课程的学习，使学生掌握工业过程的控制系统的组成原理和性能特点，被控参数和可调参数的调整方法，掌握工业过程常用仪表的结构和测定原理；了解被控参数和可调参数对系统的影响。能正确使用常用检测仪表并对仪表进行维护；能根据生产工艺和控制要求合理设置工艺参数。

⑩中药质量检验技术：中药质量检验技术是现代中药技术专业的专业核心课程，是现代中药提取技术与工艺的后续课程。通过本课程的学习使学生掌握中药有效成分的检验技术和方法，掌握《中国药典》中规定的中药的常规检测方法，重点培养学生进行中药材及中药提取物的实际检测操作技能。从而使学生达到中药炮制工、中药提取工《国家职业标准》中规定的职业技能要求。

(4) 专业核心技术课程

①中药炮制技术：中药炮制技术课是现代中药技术专业的专业核心课程，中药炮制技术是中药行业从业人员必备的基本技能。通过本课程学习，要求学生掌握中药炮制加工的基本理论、中药产地加工的炮制方法和注意事项。具备掌握传统中药炮制的方法与操作技能，炮制常用辅料的性

质和作用以及对中药炮制品质量鉴别的能力。从而使学生达到《国家职业标准》中对中药炮制工、中药提取工、中药材生产管理员等岗位规定的职业技能要求。

②现代中药提取技术与工艺：现代中药提取技术与工艺是现代中药技术专业的专业核心课程，也是中药质量检验技术的前续课程。通过本课程的学习要求使学生掌握现代中药有效部位或有效提取物的生产理论和技术，也即掌握现代中药提取生产的投入和产出的最经济的传质、传热理论和技术，以提高产品质量、减少投入、增加产出，提高经济效益，促进中药提取工业的发展。学会中药提取设备的安全使用，了解中药提取物的应用前景。另外，通过学习现代中药提取生产技术，为中药制剂提供经过提取或提纯的能为中医药所接受的中药原料，从而使学生达到中药炮制工、中药提取工《国家职业标准》中规定的职业技能要求。

③中药制药设备：通过本课程的学习，使学生掌握中药提取所用的各种设备的结构、工作原理、安装使用及维修保养等，学会如何安全操作各种提取设备。从而使学生达到中药炮制工、中药提取工《国家职业标准》中规定的职业技能要求。

(5) 技能训练模块

①中药炮制岗位综合实训：本课程是现代中药技术专业的一门专业核心课程。也是中药炮制工、中药提取工《国家职业标准》中要求必须掌握的职业技能，为学生顶岗实习和毕业后的就业奠定基础。课程内容及考核要求与国家职业技能鉴定考核标准、企业规范接轨，充分体现综合实训课程的职业性、实践性、开放性，将素质教育、职业道德教育与专业技能教育融为一体。中药炮制岗位实训中的中药炮制是根据中医药理论，按照医疗、调剂、制剂不同要求，以及药材自身性质，所采用的一项制药技术，中药炮制技术的教学内容包括中药炮制基本理论；中药产地加工方法和注意事项以及常用中药的炮制方法与操作技能、中药炮制品的质量要求、炮制常用辅料的性质和作用与炮制品的贮存保管等。中药配制介绍关于中药领料、配料、核对和设备维护保养等相关知识以及中药饮片的包装知识。

在培养学生职业能力的同时，培养学生严谨细致、诚实守信、认真负责的工作作风和工作态度。使学生达到中药炮制工《国家职业标准》中规定的职业技能要求。

本课程的教学任务重在训练学生掌握中药炮制基本理论，常用的各种炮制方法与操作技能，炮制常用辅料的性质和作用以及对中药炮制品的质量要求。掌握中药配制的中药领料、配料、核对和设备维护保养等相关知识以及中药饮片的包装知识。根据课程要求聘任企业兼职教师作为实训指导老师，与本校教师共同完成教学。

安排在第四学期，在中药炮制实训中心和实训基地内进行教学活动，按职业岗位的具体工作任务的每个环节进行考核。

②中药提取岗位实训：中药提取岗位实训是现代中药技术专业的专业核心课程，为学生顶岗实习和毕业后的就业奠定基础。课程内容及考核要求与国家职业技能鉴定考核标准、企业规范接轨，要充分体现综合实训课程的职业性、实践性、开放性，将素质教育、职业道德教育与专业技能教育融为一体。在培养学生职业能力的同时，培养学生严谨细致、诚实守信、认真负责的工作作风和工作态度。根据课程要求聘任企业兼职教师作为实训指导老师，与本校教师共同完成教学。使学生达到中药提取工《国家职业标准》中规定的职业技能要求

本实训的教学内容主要是要求学生掌握中药提取生产中领料、发料与退料；入场、清场与出场；物料的粉碎；用煎煮法提取中药成分；提取液醇沉处理；过滤、浓缩设备的使用等的实际操作，力争与中药提取生产企业达到零对接。同时，培养学生如实记录、操作方法规范的习惯，树立良好的质量意识、安全意识。

安排在第五学期，在中药提取实训中心内进行教学活动，按职业岗位的具体工作任务的每个环节进行考核。

③顶岗实习：顶岗实习是教学过程中的一个重要组成部分。现代中药技术专业学生的顶岗实习包括顶岗实习、职业资格考核和撰写顶岗实习报告（或毕业论文）等三方面内容。

通过让学生有目的地深入到中药提取生产企业和中药饮片生产企业等单位进行顶岗实习，在真实工作环境培养学生良好的职业道德，严谨的工作态度和工作作风，在实际的工作岗位中将所学的知识、技能与实践相结合，加深对自己所学专业知识和技能的认识，提高分析、解决问题的能力，提高服务意识，适应社会和企业单位的需要，从而为毕业后从事医药行业工作打下基础。

顶岗实习要求，通过运用在校期间所学的基础与专业理论知识和基本技能训练，与实习单位的工作实际相结合，达到学以致用、强化职业道德教育和职业技能的目的。

在中药提取生产企业实习，熟悉实习单位的各工作岗位和工作过程，学习中药提取纯化各岗位的操作技能、岗位职责；熟悉中药和中药提取物质量检测方法和基本操作技能，用所学的专业知识和技能解决实际工作中的问题，养成良好的医药职业道德教育。

在中药饮片生产企业实习，掌握中药饮片的炮制规范、中药饮片各种炮制方法的工作任务和工作过程；掌握中药饮片生产企业中药材采购岗位、中药材检验岗位的规范和专业技术要求；掌握中药饮片质量检测方法和基本操作技能；熟悉原辅料的性质、炮制设备的性能和操作原理。

各实习教学点对实习生必须严格要求，进行实习态度、理论知识和操作技能的分项考核。实习生应遵守实习单位的规章制度，参加各实习单位组织的业务活动和业务学习。

顶岗实习安排在第六学期进行，学生在指导教师的指导下，完成顶岗实习报告（或论文）任务。

2. 选修课程

（1）人文素养模块

①大学生礼仪：本课程是为了普及大学生礼仪教育，践行基本的社会道德，增强社会竞争力而开设的一门公选课程。针对当代社会主流价值观对人才素质的需求标准，指导学生学习礼仪知识、掌握交往技巧、积累交往经验，介绍生活中礼仪和名人处世修身的轶事，从仪表、着装等方面指

导大学生如何塑造良好的社交形象，通过礼仪教育，提高大学生的社交能力，增强大学生的社会心理承受能力，去塑造自身良好的形象，从而不断提高大学生的社会化程度。

②艺术欣赏：本课程的教学目的与任务是坚持以马克思主义为指导，贯彻理论联系实际的原则，通过艺术知识的传授，特别是通过作品的赏析，培养学生艺术欣赏能力，提高文化品位及学生的审美素质。教学内容包括艺术欣赏引论、建筑艺术欣赏、绘画艺术欣赏、雕塑艺术欣赏、工艺美术欣赏、书法艺术欣赏、音乐艺术欣赏、舞蹈艺术欣赏、戏剧艺术欣赏、戏曲艺术欣赏、摄影艺术欣赏、电影艺术欣赏等。

③应用文写作：本课程努力适应当今时代对语言交际能力的高效、便捷、严谨、实用的要求，注重"文面"与"人面"结合，在本课程的基础上，将事务文书、行政公文、专业文书与演讲实务等表达规范、能力训练有机整合，融入学生的专业体验。充分体现基础与应用衔接，通用与专业结合，事务与公务兼容；以语文写作为基础，以国家标准、专业规范为依据，以严谨、科学训练为手段，以优劣文案为参照，以实际应用为目的。

（2）专业发展模块

①中药制剂技术：通过本课程学习，使学生掌握中药制剂学的基础理论知识和生产技能。掌握中药制剂中剂型选择的基本原则和各剂型的特点、质量要求及制备原理、制备工艺。熟悉中药制剂新技术及新剂型的特点和应用。

②方剂与中成药：通过本课程学习，使学生掌握中成药的组成、功能主治、中成药常用剂型及特点，熟悉中成药在疾病治疗中的应用、合理用药。养成诚信、严谨的工作作风，保证药品质量、用药安全。

③中药调剂技术：通过本课程学习，使学生掌握中药调剂基本理论和基本知识，中药饮片调配程序与技能。能正确进行调剂操作及抓方应付，能正确进行汤剂的煎煮。熟悉中药门市的合理布局。

（3）专业拓展领域

①药用植物基础：药用植物基础是现代中药技术专业的专业技术课

程，是中药行业的从业人员必备的基本技能之一。本课程的教学任务要求通过学习药用植物的形态、内部构造、分类系统及方法的基础知识和基本实验技能，掌握鉴别药用植物器官形态和药用植物种类的能力，为进一步学习中药商品综合知识、药材商品鉴定技术做好知识与技能的准备，从而使学生达到中药炮制工、中药提取工、中药材生产管理员《国家职业标准》中规定的职业技能做好基础知识的储备。

②中药资源：中药资源是我国传统的特产资源之一，它有着深厚的中医药理论基础，为人民的卫生健康事业做出贡献。但是随着时代的发展变化，中药资源已暴露了相当的问题，诸如，环境污染造成中药资源的日益减少甚至濒临绝迹，中药质量难以控制等等。这些问题都严重阻碍了中药资源的长远发展。本课程对我国当前中药资源的开发利用现状，资源保护及发展战略进行介绍，总结中药资源发展过程中的问题，对科学利用发展中药资源提出相关建议。

③中药保健：本课程教学任务要求学生掌握中药保健的定义 、特点、分类、质量管理及各类保健品的应用。要求掌握各种保健品的保健机制、配方与应用实例。了解国内外保健食品发展概况，保健品产业的发展趋势和市场动态。

四、推荐专业入门书籍及资源

1.《中药有效成分提取分离技术》

中药有效成分或有效成分群的提取和分离，是现代中药研究的关键与前提。本书首先对中药有效成分的提取分离技术进行了概述，对分离提取中目前应用最广的色谱技术和新兴技术进行了阐述；然后按照"概述 – 结构分类 – 理化性质"与"检识 – 提取方法 – 分离纯化方法 – 成分鉴定 – 具体化合物及其分离纯化"的思路，分述了中药各类化合物的提取分类技术；最后对中药标准提取物进行了介绍。本书主编有着扎实的专业知识与实践经验，编写中不仅借鉴了前人的经验、整理了大量最新研究成果，而且加入了自己的研究经验。本书汇集大量实例，突出实际应用，适用于从事中药研发与生产的专业技术人员、相关专业高校教师、高年级本科生、研究生以及从事植物学、农学、食品、天然资源研究的技术人员参阅。

2.《中药炮制学》

本书为普通高等教育"十一五"国家级规划教材之一。根据教育部关于普通高等教育教材建设与改革的意见的精神及《中药炮制学》的教学大纲，由国家中医药管理局统一规划、宏观指导，全国中医药高等教育学会、全国高等中医药教材建设研究会组织《中药炮制学》编写委员会在前几版教材基础上编写而成。可供全国高等中医药院校中药学及其相关专业使用。全书分总论和各论两部分。此外，并附有药名中文笔画索引。总论论述了中药炮制学的基本理论、知识与技能等内容。各论采用了炮制工艺与辅料相结合的分类方法，列举了有代表性的 230 余种中药的处方用名。

3.《现代中药炮制研究》

本书主要包括中药炮制的历史沿革及现代发展状况、中药炮制的分类及现代炮制常用辅料、现代中药炮制的目的及炮制对中药的影响、中药炮制现代设备及工业化生产管理、中药材产地加工的现代原则与方法、中药炮制品的质量控制及现代贮藏保管技术、净制与切制、饮片炮制等 8 章。本书根据中药炮制学的特点，在继承传统炮制的基础上努力创新，重视炮制理论及方法研究的新成果、新方法，突出炮制新工艺的特点、操作及其质量要求，坚持科学性、实用性和先进性的统一，在内容和形式上都有新的突破。本书适合从事医药工作的生产及科研人员，医药院校教师、本科生、研究生及执业药师使用。

4.《中药鉴定技术》

中药化学实用技术、中药炮制技术、中药制剂技术等课程都需要大量运用中药鉴定技术的理论和方法作为前提和基础。本课程主要内容包括药用植物形态、解剖方面的基础知识，中药鉴定理论和技术方面的基本知识，常用中药的来源、性状、显微鉴定、理化鉴定及化学成分、功效、主产地等。本教材将中药鉴定需要的药用植物知识穿插到相关章节中简要阐述，将一般中药鉴定技术教材中的绪论及中药的资源、采收、加工与贮藏合为中药鉴定的基本知识一章，去掉了中药炮制一章，避免与其他教材重复，实现了课程整体优化。为了增强学生学习的目的性、自觉性及教材内容的可读性、趣味性，激发学生学习的主动性，突出培养学生分析问题和解决问题的能力，提高学习质量，在教材中设立了"学习目标"、"课堂互动"、"实例解析"、"知识链接"、"知识拓展"、"学习小结"、"目标检测"等模块，希望对教学有所裨益。同时，为了使理论教学与实践教学紧密联系，一些章末安排了实践教学的内容，供各校在教学中选用。书末附有经过反复讨论修改、最后审定的教学大纲，可供各校教学参考。

本教材充分体现了高职高专教育特点和培养目标，满足"岗位需要"和"社会需要"。内容以"必需、够用"为度，强化专业实践技能，强调实用性，体现先进性，注意趣味性，注重培养学生的动手能力、实践能力和可持续发展能力，注重培养学生的综合素质。

5.《中草药识别与应用》

《中草药识别与应用》共分三册，每册图书均收录较为常用、易于采收、功效确切的中草药140余种，按药用部位分为八章。主编刘基柱采用一文多图的形式进行编排，以通俗简练的文字阐述中草药的名称、别名、来源、生境产地、采收加工、植物形态、化学成分、药理作用、性味归经、功能主治、用法用量及常用验方。配图精美，包括原植物图片和药材（饮片）图片。原植物图片注重展现原植物的形态特征，特别是叶、花、果及与其他同属植物的区别。药材图片均配有比例尺，以利于读者识别其大小。通过此书，读者能感受到中草药的神奇与伟大，可以学会如何正确的识别与灵活应用中草药。

该书体现了传统中医药学的特点，并结合最新的研究成果和临床经验，集药材的来源、生境、产地、采收加工、原植（动）物形态、药材性状、主要化学成分、现代药理作用、性味归经、用法用量、常用复方为一体，并佐以原色图片，以便于人们在应用过程中更加准确地加以鉴别和应用，具有实用性、科学性、传承性和普及性等明显特征，是一部很有价值的中药学科普著作。

6.《新编中草药识别与应用彩色图谱》

潘超美主编的《新编中草药识别与应用彩色图谱》共收集了临床上治疗常见病症，且广泛应用的中药 300 种，主要以《中华人民共和国药典》以及全国中医药类高等院校规划教材《中药学》列出的常见中药为主，加入部分现代临床广泛应用的天然植物药种类。依据功效进行归类，分为解表药、清热药、泻下药、祛风湿药、化湿药、利水渗湿药、温里药、理气药、消食药、驱虫药、止血药、活血化瘀药、化痰止咳平喘药、安神药、平肝息风药、补虚药、收涩药、抗肿瘤药等。

7.《中药功效"快快"记忆法》（第 2 版）

本书分类系统与所选药物以《中药学》第 7 版教材为蓝本，引入谐音联想为主的综合趣味记忆法，可帮助读者很快记住 400 余种常用中药的功效和主治证，使读者获得学习乐趣，改变学习中药学枯燥乏味的现状，从而增强学习的主动性、积极性；为记忆法、教学法研究增添新实例。《中药功效快快记忆法(第 2 版)》可作为各类中药学考试的辅导用书，也可作为各类中医药学校教师的教学参考书。

8.《方剂组成功用"快快"记忆法》

本书以《方剂学》第 7 版教材为蓝本，引入谐音联想为主的综合趣味记忆法，可帮助读者很快记住教材全部 182 首正方的组成、功用和君药，使读者获得学习乐趣，改变背记方剂枯燥乏味的观念，从而增强学习的主动性、积极性；为记忆法、教学法研究增添新实例，填补方剂组成功用科学记忆法的空白。《方剂组成功用"快快"记忆法》可作为各层次中医专业学生的辅导用书，也可作为各类中医药学校教师的教学参考书。

《方剂组成功用"快快"记忆法》是一种全新有效的综合趣味记忆法，改变背记方剂枯燥乏味的观念，让你快速牢记方剂的组成、功用和君药。既能记组成，又能记功用，记组成的同时还能记君药，方句与组成、功用紧密挂钩，与方剂学教材配套。

9.《实用中药材经验鉴别》（第 2 版）

本书收载了目前在中药材商品流通中常用而易于混淆的药品 272 味，

涉及相关植物、动物、矿物 1000 余种。为方便阅读查找，全书所收正品药材一律按药名首字笔画排序。对每个药品，分别论述其正名、别名、来源、鉴别、道地与分布、伪品及易混品、地区习用品等，重点在于介绍对正品药材的传统经验鉴别。书中绝大部分内容，是对全国首批名老中医药专家之一、著名本草生药学家谢宗万先生多年学术经验的总结。书末附有"传统经验鉴别术语解释"650 余条，"药材中文名汉语拼音索引"和"药材原植（动）物拉丁学名索引"，便于读者检索应用。同时，新增常用中药材彩色图片 48 幅。

《实用中药材经验鉴别》(第 2 版)是从事中药生产、购销以及中药专业教学、科研人员的必备工具书，同时也是广大群众自购药品的可靠参考读物。

10.《中国中药材真伪鉴别图典 1、2、3、4 》（第 3 版）

中药材是防病治病的武器，是中医药宝库中的重要组成部分。在长期的生活实践中，人类更加渴望着回归大自然，所以，国际社会也就产生了"中草药热"的今天。人们越来越体会到中药材品种和质量的重要性，所谓"没有了中药，就消灭了中医"这句话包括了丰富的内涵，说明中药材的质量直接关系中医的临床疗效。

长期以来中药材因产地广阔、品种繁多、来源复杂、同名异物与同物异名的现象普遍存在，新异品种不断出现等多种缘故，致使中药材品种混乱，质量下降，伪劣品种不断出现，严重影响了中医药的信誉，阻碍了中医中药事业的发展，给中药的生产、供应、检验和管理诸方面带来许多困难。

为了整顿中药材混乱现状，打击伪劣药材，保证用药的安全、合理、有效，给中药生产、经销、使用、检验、管理、科研和教学等部门提供更准确、更实用的参考资料，由原中国药品生物制品检定所和广东省药品检验所主编了这套《中国中药材真伪鉴别图典》，作者汇集了目前国内馆藏药材标本最为丰富的中国药品生物制品检定所中药标本馆自 1950 年建馆以来保存的大量标本，历版《中国药典》、《部颁标准》、《地方标准》的标准标本和为编写《中药材手册》、《中药材鉴别手册》、《中药志》等专著而经科学鉴定的原始标本，以及中国药品生物制品检定所与广东省药品检验所数十年在中药材检验、科研、普查、打假等工作中收集的标本。在此基础上，上海市、广州市、河北省安国市药品检验所等单位参与了《中国中药材真伪鉴别图典》的编写。补充了大量经科学鉴定的药材标本和图片，几经鉴定，反复推敲，特聘请了国内一些中药界著名专家审核，编纂而成。《中国中药材真伪鉴别图典》是一部全面性、科学性与实用性很强的大型专业工具书，也是一部充分记述中药材品质发展史的重要参考资料。

全套图典共收载约 700 味、2000 多种药材。品种多，规格齐全，鉴定准确；并收载了大量同名异物、同物异名的地区用药、伪品及伪制品。所拍摄图片特征清楚、颜色逼真，能真实反应实物的外貌，图文呼应，一目了然，实为一部实用、简明、质量高的彩色图谱。

目前国内中草药普查，全国所有中草药约有 5000 种之多，但进入商品流通渠道的约 1000 种，而常用中药约 500~600 种，当前在药材商品生产经营开放搞活的情况下，城市集贸市场可以出售中药材，医疗使用部门也经常自行选购药材原料，为提高药材鉴定知识、技术水平及鉴定的准确性，急需简单、快速、准确鉴定中药材的工具书。

本著作对于正确鉴定中药材的品种，确保中药材的质量，保证临床用药安全有效，提高临床疗效和中药研究的科学性，具有重要科学意义和实用价值。所拍摄图片特征清楚、颜色逼真，能真实反映实物的外貌，图文呼应，一目了然，确为一部实用、简明、质量高的彩色图谱。本著作对于正确鉴定中药材的品种，确保中药材的质量，保证临床用药安全有效，提高临床疗效和中药研究的科学性，具有重要科学意义和实用价值。

知识链接

植物提取物国际市场分析

植物提取物市场是一个正在发展并具有巨大增长潜力的市场。据1999年 Freedonia Group 公司的估计，全球对植物提取物的需求每年增长 13%，到 2002 年其总体规模将达到预期的 20 亿美元，而 2004 年实际已达到了 60 亿美元。而联合国的估计数字更高，年增长率率在 10% ~ 20%。联合国估计 1996 年药用植物的交易额为 13 亿美元（约 44 万吨）。印度 Exim 银行最近的估计是，世界药用植物的贸易额达到 600 亿美元 / 年，主要供应商来自印度、巴西和中国。大多数需求是从全世界每年 50 万吨干燥野生药用植物原料得到满足的，西方国家无疑是这些天然产品的潜在消费者。

目前各国使用中的药用植物总数已达 1 万种左右。国际市场植物提取物主要是直接用于植物药的原料，其次用于食品、化妆等行业。目前植物药国际市场总量约为 260 亿美元，销量比较大的仍然是传统的品种，如大蒜、生姜、大豆、绿茶、银杏、人参、升麻、紫锥菊、贯叶连翘、芦荟等。大蒜、大豆和银杏提取物制品目前仍是植物药销售的最大品种。国际市场的银杏成品销售额约为 20 亿美元。以 1998 年为例，我国出口中药提取物近 1.2 亿美元，市场占有率为 4% 左右，市场开发的潜力很大。2004 年我国出口植物提取物 2.23 亿美元，国际市场占有率仍在 4% 左右，美国市场占有率在 10% 左右，展现更为巨大的市场潜力。

据 2001 年调查统计，国际上植物药、草药及保健仪器的市场年销售额在 200 亿美元左右，在欧美市场上产值较大的品种也仅 20 余种，依次是：紫锥菊（免疫促进剂，用于感冒及流感）；银杏叶（用于心脑血管疾患）；大蒜（降血脂，抗菌）；人参（强壮剂，具适应原样作用）；西洋参（强壮剂，具适应原样作用）；贯叶金丝桃（抗忧郁，抗病毒）；乳蓟子（肝脏解毒，用于肝炎等）；锯叶棕（用于前列腺肥大及前列腺炎）；芦荟（泻下、美容等）；刺五加（免疫调节，强壮）；短舌匹菊（小白菊）（用于偏头痛、眩晕等）；缬草（镇静，安眠)；大果越桔(用于泌尿道感染预防)；母菊（洋甘菊）(肠胃道痉挛及炎症，外用消炎)；穗花牡荆(月经不调，经前综合征)；咔瓦胡椒(精神焦虑、不安静以及应激状态)；欧山楂(用于心血管病症)；黑果越桔(能增强血管的通透性)；总状升麻(更年期症状)；欧七叶树(用于外周期脉血管失调疾患)。FDA 美国药典委员会对 2004 年美国植物提取物零售市场的调查表明前 20 位的提取物依次是:大蒜、紫锥菊、锯叶棕、银杏、大豆、大果越桔、人参、总状升麻、贯叶连翘(贯叶金丝桃)、水飞蓟(乳蓟子)、月见草、缬草、绿茶、黑果越桔、葡萄籽、淫羊藿、育亨宾树、欧七叶树、刺五加、生姜。这 20 种提取物占总个市场份额的 95%。

由上可以看出，从资源角度讲，我国掌握有国际上畅销的绝大部分植物药品种，即使我国暂无资源的种类，短期内在我国引进栽培也不很困难。目前关键是如何加强和提高自身在草药质量、工业化生产技术水平、市场营销方面的科学管理水平，严格执行 GAP、GLP、GCP、GMP 等一系列规范操作规格。

此外，国外对我国感兴趣的中草药品种还有：丹参(丹参酚酸，抗氧化，对心血管方面的作用)；雷公藤(二萜内酯三环氧化合物，作用于类风湿关节炎，免疫抑制)；葛根(异黄酮类及化合物，冠心病，解酒及酒精肝脏毒)；千层塔(石杉碱甲、乙；促智，防治老年痴呆)；黄芪(三萜、多糖，免疫促进)；升麻(9, 19-环羊毛脂烷型三萜化合物，妇女更年期综合征，骨质疏松)；锪木(三萜皂苷类，免疫调节，肿瘤防治)；三七(三萜皂苷类，冠心病防治)；叶下珠(珠子草)(多酚类，木脂素，肝炎防治，抗病毒，抗肿瘤)；五味子(木酯素，肝炎，抗氧化)；灵芝(甾类及三萜类，杂多糖，免疫调节，降糖及降脂，肿瘤防治)；枸杞子(糖肽、胡萝卜素类成分，免疫促进，抗衰老，肿瘤防治，明目)等。

· 中成药、药材和植物提取物产品的几个主要市场及其容量。

美洲市场容量（以美国为主）约为 100 亿美元；

欧洲市场容量（以德法为主）约 100 亿美元；

亚洲市场容量（以中、日、韩、东南亚为主）约 100 亿美元；

其他（俄罗斯、澳、新、非洲）约40亿~60亿美元。

而植物提取物占总份额38%左右。

亚洲市场(包括日本、韩国及我国的香港和台湾地区)：亚洲草药提取物市场估计为7亿~8亿美元，我国约占其市场份额的15%左右。

日本和韩国市场：国外的亚洲市场主要是日本和韩国市场，日本、韩国的植物提取物源头来自中药，20世纪的70年代开始，日本、韩国分别大力发展汉方药与韩药，汉方药与韩药源自中医中药。凭借着强大的经济实力与一定的科研基础的支撑，汉方药与韩药有了较快的发展，其对单个植物有效成份研究等方面，曾经一度在世界上领先。对药物有效成分的定向提取，形成了最初的植物提取。20世纪90年代中叶开始，汉方药在日本国内进入艰难时期，日本的汉方药经营企业在对汉方药进行进一步开发研究的同时，加强了对国际市场的开发与对保健食品的开发。对植物有效成分的研究与提取的技术有了进一步的发展。如日本对甘草有效成分的研究，已经开发出诸多新的品种，并有望从中开发出有效的抗癌新药。

日本、韩国的国内植物资源有限，土地与劳动力的成本相对昂贵。生产原料大部分来自中国，近年来，日本汉方药的著名生产企业如津村株式会社等，在中国发展中药材的生产与加工的合资企业。一些日本和韩国的企业还将植物提取的生产车间放在中国，在我国沿海地区发展植物提取。日本最大的生产厂是津村株式会社，销售额1997年65.08亿元人民币，营业利润4.58亿元人民币，2000年销售额49.97亿元人民币，营业利润4.57亿元人民币。

韩国市场：人口629.7万人（1998年），其中华人2万。据汉城大学的一份报告指出1999年韩国制药业产业规模约为68.65亿美元，位列世界第10名，但受经济危机影响，最近几年增长缓慢。

主要的中药/韩药公司：韩国共建成中药厂80个，占全部中西药厂总数的22.2%。自1992年以来，已逐步实施了中药制剂生产的GMP标准。

台湾、香港：随着我国大陆的改革开放与经济实力的不断增强，台湾、香港与内陆的经济联系越来越密切，经济发展的同步性也越来越明显。台湾的植物提取是随着台湾的中医中药事业的不断发展而同步发展的。台湾中药的市场规模有限，至 90 年代末期 70 多个中药生产厂家在争取 2400 万人口中的中药市场份额。至 2000 年已有了 50%以上的中药生产厂家通过了药品生产的 GMP 认证。生产厂家要不断通过科技开发，提高中药的科技含量来争取市场的占有额。"科学中药"不仅将市场的目光放在台湾岛内，更主要的是要寻求更广大的国际市场。"科学中药"的研发，促进了植物单个有效成分的研究与提取技术。台湾顺天堂制药厂常年生产 300 多个品种的中药，其中相当大的成分是植物单味提取物组成的"科学中药"。"科学中药"比传统中药更适宜于进入国际市场。顺天堂一半的销售额是在国外。台湾的港香兰在美国的公司常年销售 300 多个品种的植物提取物，是台湾在境外的最大的销售公司之一。

香港与植物提取相关行业的生产与研发能力都不强。香港主要是经营内地产品的转口。由于植物提取物的出口经营中相对技术要求比较高，加上价格竞争激烈，近年来国外经销商大都直接寻找境内的生产厂家，因而香港在我国植物提取物出口的转口地位也迅速下降。

欧洲市场（主要指欧共体）：欧盟以植物提取物作为植物药产品的原料更为普遍，1998 年植物药产品销售约 88 亿美元，参照美国市场比例估算，1998 年提取物销售额约为 15.1 亿美元，该年度我国出口欧洲提取物为 487 万美元，仅占其市场份额的 0.3%。欧洲是目前世界上最大的植物药市场。同时，也是世界上最大的的化妆品、保健食品的市场与生产研发中心。1995 年以来，欧洲的植物提取物市场增长幅度比较大，多数国家的年增长率都在 10%以上，甚至个别国家高达 16%（如英国、荷兰）。

(摘自 http://www.biodrug.cn/biobbs/board/dis.asp?id=941&5)

任务二　学技能,实训有安排

一、实训室安全要求

(一) 实训室消防安全检查制度

为加强实训室的管理，做好实训室消防安全工作，特制定本制度。

(1) 在学院消防安全主管部门的指导下，实训室消防安全管理工作由实训中心主管部门负责，实训技术人员具体实施。

(2) 加强消防宣传教育工作，提高全院师生的消防意识。各实训室要对存在的消防安全问题及时提出整改意见，做到预防为主，消除隐患。

(3) 实训室要配备必要的消防设施，消防主管部门要定期检查实训室的各种消防设施，定期更换灭火器内容物，确保其处于完好可用状态。

(4) 各实训室的消防设备和灭火工具，要有专人管理；实训室管理及教学人员要掌握消防设施的使用。

(5) 不准破坏、挪用消防器材，违者追究其责任。

(6) 实训室要做好防火、防爆、防盗工作；下班时要切断电源、气源，清除工作场地的可燃物，关好门窗。

(7) 危险化学药品 (易燃、易爆、麻醉、剧毒、强氧化剂、强还原剂、强腐蚀) 要有专人管理，并严格遵守相关管理制度。

(8) 各实训室新增用火、用电装置，要先报后勤管理处、保卫科，并经论证符合安全要求和批准后，方可增用。

(9) 各实训室安装、修理电气设备须由电工人员进行；禁止使用不合格的保险装置及电线。

(10) 实训室技术人员每周一次对实训室进行全面安全检查，并做好检查记录，发现情况应及时采取措施并上报有关部门。学院消防安全主管部门及实训室行政管理部门不定期对实训室进行安全检查。

（11）对违反消防安全规定和技术防范措施而造成火灾等安全事故的有关责任人，要视情节轻重给予处罚，触犯法律的，由司法机关依法追究其刑事责任。

（二）学生进出实验实训场所行为规范

凡进入实训场所参加实训的学生必须严格遵守以下流程。

（1）学生在进入实训场所之前不准在校园内的其他场所穿着实训服装。

（2）学生应携带实训服装进入实训场所，须在指定区域更换服装。

（3）学生更换实训服装后，将个人物品叠放整齐，放置在实训场所内的指定区域，整装后开始实践教学。

（4）实践教学结束后，在指定区域内更换实训服装，将实训服装叠整齐，整装后携带个人物品离开实训场所，不得穿着实训服装走出实训场所。

（5）实训结束后，要安排值日生做好实训室清洁卫生工作，实训仪器等物品要整理好，洗刷干净，按要求摆放整齐并请指导教师检查清点认可后方可离开。离开实训室前要切断电源、气源、熄灭余火，关好水龙头，锁好门窗。

二、校内实训基地

1.校内实训基地（实训中心）

截至 2011 年底现代中药技术专业已有校内实训基地：中药炮制实训室、中药提取实训室、中药制剂车间、标本馆及中药认药实训室等。以上设备基本满足现代中药技术专业学生实训及取证之用。表 2-1 是各实训室介绍。

表 2-1　实训室介绍

序号	实训室名称	设备数量 （台、套）	用　　　途
1	天平实训室	58	掌握各种药品的精确称量
2	基础分析化学实训室	50	掌握常用中药药物的各类无机成分的定性定量测定的方法、原理的基本知识和操作技术以及各种仪器的使用方法
3	有机化学实训室	126	掌握有机物质的性质识别，有机合成及常用仪器的使用
4	精密仪器实训室	54	掌握各种常用精密仪器的使用
5	中药标本室	1200 余种	掌握各种常用中药商品的识别
6	药用植物及中药鉴定实训室	70	掌握药用植物的分类及鉴别。掌握中药的显微及理化鉴定
7	制剂实训基地	14	掌握各种常用剂型的制备和生产设备的使用
8	制剂设备认知实训基地	26	掌握药厂常用的机械设备，熟悉常用设备的操作方法,培养学生的动手能力
9	药用植物园实训基地		认识常见的药用植物，为学习中药商品综合知识和中药鉴定技术服务
10	中药炮制实训室	36	掌握中药的各种炮制方法、原理及相应设备的使用
11	中药认药实训室	49	掌握常用中药商品和中药饮片的外观鉴别
12	中药化学应用技术实训室	39	掌握常用中药所含的化学成分及性质；训练中药中所含有效成分的提取、分离、检测的理论、方法及能力
13	中药提取实训室	1	掌握实训基地内的提取设备的使用
14	中药制剂技术实训室	38	掌握各种中药制剂剂型的生产工艺，常用设备的工艺原理及操作,熟悉制剂生产过程,并对新产品的试制方法等有所了解
15	分析检测实训室	35	训练检测中药材及中药提取物的质量
16	英语听力训练室	52	训练并提高学生英语能力为更好的学习中药打基础
17	机房	345	训练学生使用计算机为专业服务
18	多媒体教室		为学生进行教学课件讲课

此外正在筹建现代中药提取实训中心和现代中药炮制实训中心。

三、校外实训基地

我院已与天津市九山顶自然风景区旅游有限公司、天津中药饮片厂、天津中新药业集团股份有限公司中新制药厂、天津天士力现代中药资源有限公司签订校外实习（实训）基地协议书，并达成长期合作的协议。校外实训基地目的在于充分利用行业优势，使学生不仅在校内掌握专业知识、专业技能并与企业零距离。

四、实训基地功能

（1）培训功能：实训基地除面向本院校学生实施上岗前的职业培训外，同时可接待其他高、中职院校学生的职业培训，企业职工的在职提高、转岗培训，社会其他人员培训，以及待岗人员再就业培训提供设施。培训基地还可以对职业学校教师进行培训。

（2）职业资格鉴定功能：实训基地具有职业资格鉴定功能。凡是经过培训的人员都可以在基地进行职业资格鉴定，取得职业资格证书。

（3）科技服务功能：实训基地具有科技服务功能，为企业设备更新换代提供人才培训和技术服务。企业新产品可在基地进行试验、技术推广和推销。基地也要具有一定生产能力。

模块三 行业好,发展有潜力

任务一 中医药产业发展状况

一、国家政策

中药作为我国医药行业"十一五"规划重点发展产业之一,国家在"十一五"规划中确定了中药产业的重点发展方向和发展途径,为其更深层次发展打下了基础。《国民经济和社会发展第十二个五年规划纲要(草案)》中,第三十四章为"完善基本医疗卫生制度",其中将"支持中医药事业发展"作为第六节单独列出,并提出"坚持中西医并重,发展中医医疗和预防保健服务,推进中医药继承与创新,重视民族医药发展。加强中医医疗机构和中医药人才队伍建设。加强中药资源保护、研究开发和合理利用,推进质量认证和标准建设。医疗保障政策和基本药物政策要鼓励中医药服务的提供和使用"。

国家中医药管理局局长王国强在2010年11月5～7日第十届中国药师周提出了四点建议,一要继续深入贯彻落实《国务院关于扶持和促进中医药事业发展的若干意见》精神,促进中药与中医统筹协调发展,要在中药生产工艺流程、剂型品种、疗效评价、特色标准等方面,实施中药现代化发展战略,保证中药产品与中药制剂质量;二要积极推动第四次全国中药资源普查,摸清家底,发现问题,提出应对战略,确保中药资源安全;三要提高中药领域科技创新能力,深化中医药理论和临床研究,发挥科技对中药产业的引领和支撑作用；四要加快中药国际标准的建立，以国际标准引领中药国际贸易的良性增长和结构改善，确保中药国际标准的主导权，维护国家整体利益。这充分说明，政府正大力扶持中药产业的发展，并将中药现代化列为应"有所为"的高科技产业化范畴，明确把包括现代中药在内的生物医药产业纳入战略性新兴产业的领域，为我国中药产业的发展指明了方向。

中医中药是中华民族灿烂文化的重要组成部分，中药以其特有疗效与作用，为人类的健康发展作出了积极的贡献，在防病治病、康复保健等方面显示出独特的优势和魅力。我们要秉承传统、推进现代，实施中药现代化发展战略。中药产业的低碳经济和循环经济特点，具备了战略性新兴产业的要求，特别是中药产业带动性强，产业链条向农业、农村和健康服务业延伸。可以带动种植、养殖业，促进农村产业结构调整；可以带动研发、物流、零售等第三产业发展，提高产品附加值，增加就业。只有推动发展中药农业，提升中药工业，改造中药商业，才能促进中药产业链形成与发展。

二、我国中药应用状况

我国是中药大国，中药已有几千年的应用历史，中药材种类多、产量大，资源优势突出。但资源优势并不能直接转化为经济效益，目前我国中药加工能力弱、附加值低、技术含量低。现代中药资源开发技术不仅能提高中药产品附加值，而且为中药产业向纵深层次发展提供了机遇，为中药产业结构升级奠定了基础。

1.中药的传统利用

中药作为传统医药的重要组成部分，至今仍作为传统药材加以利用。近年来，虽然参照国家标准，对部分中医验方进行了标准化，研制了一批中成药产品，但是这些产品的生产在有些地方也未完全按国家标准执行，对资源的利用极低，造成了中药资源浪费。

2.中药的现代利用

（1）中药提取技术的现代应用 中药提取是从中药产业中分化出来的新兴领域，中药提取物是对中药材的深度加工。中药提取物的产业化发展必将成为未来中药现代化和中药技术创新的重要环节，是中药进入国际市场的一种有效方式。

近年来，随着化学分析技术的发展及西药理论的引进，中药的有效成分得以提取和明确，为中药在医药行业的深入应用及化妆保健方面开拓了新途径。我国是世界上天然药物丰富的原料基地，随着世界各国对天然药物提取物的兴趣大增，我国已成为世界最大的天然药物提取物出口国。根据中国医药保健品进出口商会的统计数据，2009年中国植物提取物总出口额6.6亿美元，同比增长23.7%（表3-1）。国内企业生产的80%的植物提取物供出口，是世界植物提取物产品原料的主要供应国之一。中药提取物出口到国外主要用作食品补充剂、化妆品原料，保健品原料，因此该商品市场弹性需求较大，从出口国别来看，美国、日本是我国提取物主要出口国。

表3-1 中药提取物年度出口情况汇总表

序号	年度	出口国(亿美元)
1	2002	1.9
2	2003	2.1
3	2004	2.5
4	2007	4.7
5	2008	5.3
6	2009	6.6

由以上表可以看出中药提取物出口额平均每年增长10%左右。

中药提取物的产业化将促进中成药生产分化为原料生产和制剂生产两部分，进而形成中药原料提取物产业。这种专业化分工，有利于提高中药生产经营的规范化和集约化水平。

中药提取物是融合现代制药新技术的新型中药产品，它是通过对净药材或炮制品经浸出、澄清、过滤、蒸发等方法提取、纯化而制成的供中成药生产的原料产品，中药提取物的应用前景需要先进的提取技术，它具有广阔的市场空间，在药品、食品、保健品、化妆品等诸多领域中都被广泛应用，使现代中药提取技术得到了最大程度的发展和利用。

(2) 中药炮制技术的传承与发展　中药炮制加工技术是中华民族的非物质文化遗产，既要继承这一传统文化遗产，也要投入现代科学新技术发扬这一文化遗产。

"炮制虽繁，必不敢省人工；品味虽贵，必不敢减物力"，这句中药制药行业的千秋古训将炮制与品味并提，说明炮制在中药生产中的举足轻重。通过炮制的"减毒增效"，中药才能在最大程度上符合临床用药的目的，因此可以说炮制是中药传统制药技术的集中体现和核心所在，是中国特有的、最具自主知识产权价值的宝贵财富。

中药饮片的炮制虽然看似简单，其实却非常有讲究。比如中药材的浸泡，需要用什么样的水浸泡、浸泡时间；炒制时用火的大小、炒制时间、火候都有明确的要求，哪个环节把握不好，都会影响炮制出来的饮片的质量。而且中药炮制是一门实践性和经验性非常强的学科，尽管在国家药典和各地方标准中都有关于炮制方法的具体描述，但是仅根据这些文字是做不出饮片的，就像中医的脉诊，尽管书里描绘得栩栩如生，但为学者却仍是"心中易了，指下难明"，非得老中医手把手的言传身教才能渐渐有所领悟，只不过在炮制过程中掌握其中奥妙的是老药工的技艺。

在继承传统炮制的基础上努力创新，重视炮制理论及方法研究的新成果、新方法，突出炮制新工艺的特点、操作及其质量要求，坚持科学性、实用性和先进性的统一。近些年来，许多专家学者探索应用新设备、新工艺，对一些传统的炮制方法进行改进，以适应时代的要求。例如：利用远红外线及微波具有穿透能力强、加热速度快且灭菌效果良好的特点，改用远红外线烤箱或微波炉用于鸡内金的炮制，收到良好的效果，且具有省时、卫生方便、无须大小分档的特点。乳香传统的炮制方法是炒后喷醋，杂质去除不完全，且容易黏成团，调配处方不方便。工艺改良后，取乳香敲碎置锅内，加适量水加热，不断翻搅至全部熔化沸腾，刺激性浓烟随水蒸气逸出，待浓烟淡化倒入一定量的米醋稍搅拌，倒出冷却，敲碎即可使用。此法炮制温度不会太高，清除杂质又不影响疗效，气温升高时也不会再黏成团。

据有关方面统计，目前用现代机械炮制的中药有60多个品种，现代炮制机械设备的使用率已经占整个炮制技术的35%左右，对中药饮片工业的技术提升和产业化起着举足轻重的作用。

知识链接

欧洲植物提取物使用状况

1. 增长最快的植物提取物草药

一是有预防作用的保健药品，如大蒜、人参、大豆、绿茶、生姜等。

二是医学机构认可的老产品，如缬草制剂、母菊等治疗失眠和神经错乱的产品。

三是发现了新治疗作用的老产品，如母菊、山楂、番泻叶、月见草油和银杏制剂等。

目前欧洲各国政府和学术界都对植物提取物持积极的态度，加强了对植物药和传统药的研究，以银杏制剂为代表的植物药受到了普遍的欢迎。德国目前是欧洲植物药研究与开发的中心，德国研究开发的植物药多达几十个品种，在德国所有药品中，有近40%的药品含有从天然植物中提取的各种有效成分。对传统药尤其是中医药的研究也日益得到各国的重视，BIDS是英国的国际科技论文的数据库，自1997至1999年的3年间，收入BIDS有关中医药原文献大约有300篇。其中，来自中国和日本的研究分别为27%和22%，来自德国的占7%，来自美国和英国的各占5%，其他国家和地区的占34%。其次，植物提取物在化妆品与食品、烟酒等行业中使用的量也非常大。欧洲对来自中国的植物提取物的依赖性不是太大，部分产品用中国的植物提取物进行混合使用。不少欧洲公司在中国发展人工GAP种植，并在中国当地进行提取。

西欧12国有人口3.5亿，其医疗卫生和医药工业均非常发达，尤其是德国和法国的药剂营业额分别为世界第三、四位。与强大的西药市场相比，西欧植物药市场规模虽然很小（1992年植物药的销售额达17.6亿美元），但发展很快，年均增长率达10%，目前已形成了一定的规模，处于兴盛时期。

欧洲植物药市场是世界最大的植物药市场之一，有700年的历史，而在西方草药市场中，西欧植物药市场比较发达。根据1998年报道，1996年欧共体市场OTC植物药德国年销售额3500万美元，占50%，法国1800万美元，意大利700万美元，英国400万美元，西班牙300万美元，荷兰100万美元，其他130万美元，总计7000万美元销售额。1997年，西欧植物药占全世界植物药销售量的30.6%，约占西方草药市场2/3。

在西欧的功能食品销售总额中植物药占59%，所占比例为全球最高。

植物药销售额在1亿美元以上的国家有德国、法国、英国、意大利和美国，其中德国植物药市场规模最大，约占西欧植物药市场一半。

2. 根据欧洲立法情况可将欧洲市场分为三类

（1）具有竞争力的德、法植物药市场：法国和德国是欧洲最大的两个植物药市场，其销售总额占欧洲植物药市场的70%以上。1997年法、德的植物药制品销售额分别为11亿和18亿美元，分别占法、德OTC市场总额的27%和33%。在德国，大多数植物药制品（占84%）通过药房出售；11%由杂货店出售；超市占5%。当前最畅销的植物药为治疗咳嗽和感冒的产品。在法国，植物药主要由药房出售，今后可能要发展到药房以外。

在德国和法国，政府和医药界承认植物药可作为合成药物的替代品，植物药大部分已获许可证，可在药店销售。德、法的植物药市场较为成熟，具有与西药竞争的势力。其中，德国是欧洲植物药市场最发达的国家。

德国的草药市场不仅影响着欧共体植物药的法规，而且多少也影响到美国的政策。德国的草药市场在欧共体国家中是最先进的，它也是植物疗法药物与合成药物激烈竞争的唯一国家，不论在处方药还是OTC药物方面，都是如此。德国市场的实力也反映出该国政府对草药的积极态度。1996年德国植物药销售额35亿美元，每年递增10%。并且德国民众对于植物药的接受程度一直在不断增长，1970年德国公众有52%用植物药，1993年达62%，1997年达62%。在德国很少有植物药作为食品销售的现象（这种现象在美国较为普遍，几乎所有植物药制剂均以"食品补充剂"名义上市销售）。由于这些系统化标准化的工作，也使草药在德国民众中树立了信心和威信。

目前全球天然药物（包括各国传统药物）年销售额260亿美元左右，欧洲就占了一半，德国居西欧之首，德国也是欧洲最早开发植物治疗药物国家。销售额占欧共体总额的78%以上，人均消费达14.4英磅。德国药物学家最早从中国银杏叶中提取出标准化银杏制剂"强力梯保宁"（内含银杏黄酮24%，若内酯6%），现银杏制剂全球总销售额已逾20亿美元。此外，德国对金丝桃素的开发也是世界最早，现销量居全球第一。迄今，德国已有几十种植物药进入医院处方药名单。

植物药的使用在德国呈上升趋势。1970年只有52%的国民使用植物药，1997年则上升到62%，医生的处方中，植物药占22%，其中大多经专家委员会批准的。在自我药物治疗的人群中，66%用来治疗感冒，38%用来治疗流感，25%用来治疗消化性疾病、头痛和失眠。在西欧，植物药销售额在500万英镑以上的公司约有32家，其中11家是德国的植物药公司，主要有舒瓦贝、马道斯、纳特曼。在德国市场上销售量最大的是银杏制剂，主要适应外周和脑循环疾病。山楂制成的商标名为克拉蒂古特的产品，主要适用于冠心病和心肌功能不全。市场上需求增强免疫功能的植物药。

在德国植物药制剂最大的市场为泌尿系统药，对于前列腺肥大病80%的制剂是植物药。年销售银杏叶提取物211.938万美元，贯叶金丝桃71.039万美元，七叶树籽51.195万美元，山楂花和叶29.057万美元，锯叶棕24.4万美元，大荨麻20.187万美元，常春藤19.074万美元，百里槲寄生18.060万美元，水飞蓟16.867万美元，凤梨13.219万美元，狭叶紫雏菊10.799万美元，洋甘菊8.278万美元，穗花牡荆7.987万美元，大白屈菜6.342万美元，总状升麻6.302万美元，卡瓦胡椒5.819万美元，朝鲜蓟5.242万美元。

目前德国最流行的单味植物药:总状升麻，穗花牡荆，狭叶紫雏菊，大蒜，生姜，银杏，人参，山楂，马栗树籽，绿茶，大豆等。

(2) 发展受限制的英国植物药市场:英国为欧洲第三大植物药市场，通过药房、杂货店出售植物药制品的总销售额为2.2亿美元。

(3) 市场较混乱但发展迅速的意、西、葡等国的植物药市场。

在欧共体各国销量较大的植物药主要是银杏、人参、大蒜、海藻类药物等。

销售渠道:①健康食品商店;②药店。

在不同的国家情形不同，在草药市场发达的国家，如德国和法国主要通过药店销售;而不发达的国家则不同。但在西欧药店数目在事实上超过了健康食品店。

主要的植物药公司:欧洲植物药公司约2000家，销售额在500万英镑以上公司约30家。

欧洲畅销植物提取物及制剂如下。

薄荷：在欧洲国家，薄荷用于治疗多种疾病，其中包括应激性肠炎等。薄荷油胶囊至今在西欧国家畅销。

小白菊 (又名雏菊):是西欧国家民间广泛使用的一种传统草药。用于治偏头痛、风湿病等多种疾病。

山楂：西欧产的山楂其作用与毛地黄有些类似，即可用作强心剂，许多老年心脏病患者及有心衰症状者服用山楂胶囊后均能见效。山楂黄酮可能有扩张血管及增强心功能等作用。

生姜：在欧洲民间传统上用作止吐剂。至今在欧洲各地药房里均可购到生姜粉胶囊作为治疗恶心、胃痛与呕吐的药品。

芦荟：芦荟有降血糖作用，而且对人体十分安全，故芦荟制剂有望成为"非胰岛素依赖型"糖尿病的辅助治疗药物。由于欧洲Ⅱ型糖尿病患者有数百万之众，故芦荟作为降血糖药可能成为最有市场前途的天然药用植物。

　　银杏：目前银杏制剂在欧洲及世界其他市场上的总销售额估计已超过已超过20亿美元。随着世界性的老龄化社会的到来，预计其销售额还将逐年增加。

　　欧洲市场上的畅销植物提取物还有贯叶连翘、人参皂苷、大蒜、大豆、绿茶、松果菊、白毛茛和葡萄籽提取物等。

(摘自 http://www.biodrug.cn/biobbs/board/dis.asp?id=941&5)

三、天津现代中药产业

　　生物医药产业是天津八大支柱产业之一，其中现代中药产业是生物医药产业链条中重要一环，也是天津乃至全国最具有发展前景的、推动国民经济发展的高新技术产业。2010年我国中药行业经济运行回顾中显示，中药行业规模继续扩大，产品销售收入、资产、企业数和从业人数均出现不同程度的增长，全年实现工业产值3172亿元，同比增长29.5%；全年行业累计实现利润总额近300亿元，同比增长33%左右。仅天津市医药集团有限公司2010年中成药品种就有321个，产量2905吨，实现产值约14亿元。其中，天津中新药业集团股份有限公司隆顺榕制药厂、天津中新药业集团股份有限公司第六中药厂、天津中新药业集团股份有限公司达仁堂制药厂、天津天士力集团等中药制药企业是国内外知名品牌企业，为医药工业和全市经济增长提供了重要支撑。坐落于天津滨海新区的以现代中药研发、提取和制剂为核心的中新药业集团现代中药产业园，为天津市重大高新技术产业园之一。

　　到"十二五"时，中药工业将保持年均12%以上的增长速度，预计到2015年总产值超过5590亿元。天津市将生物医药产业作为重要的新兴战略性产业进行大力发展，其中，中药生产企业已经成为投资热点和盈利大户，到"十二五"末期，天津医药集团工业企业产品销售目标为210亿元，过亿元的中成药品种达到22个：速效救心丸超过8亿元，血府逐瘀系列、清咽滴丸、通脉养心系列各超2亿元，麻仁软胶囊、紫龙金、痹祺胶囊、京万红、藿香正气软胶囊、清肺消炎丸、治咳川贝枇杷滴丸、胃肠安各超

1亿元。

因此，"十二五"期间在国家、地区的政策扶持和资金支持下，中药产业结构的调整与中成药产品的升级换代，都将会促进中药生产企业健康快速的发展，大力推进中药现代化和国际化，对现有产品、技术、设备进行全面改造提升。在此进程中，各企业在围绕市场、资源、人才、技术、标准的竞争会更加激烈，特别是中药有效成分的提取、纯化、质量控制新技术开发和应用，中药现代剂型的工艺技术、生产过程控制技术和装备的开发与应用，中药饮片创新技术开发和应用，中成药二次开发和生产使原有的生产企业派生出新的岗位，因此对现代中药技术专门人才的需求每年都在不断增加。

知识链接

2011年全球10强医药企业排名

国外医药杂志《制药经理人》公布2011年全球50强医药企业，排名前10位的企业分别是辉瑞（Pfizer）、诺华（Novartis）、默沙东（Merck）、赛诺菲（Sanofi）、罗氏（Roche）、葛兰素史克（GlaxoSmithKline）等。其中辉瑞和诺华2011年销售额均超过500亿美元。从排名位置看，默沙东和雅培都上升一位。（表3-2）

表3-2　2011年全球药物销售额前10位企业

2011年排名	公司	公司总部所在地	2011年全球药物销售额（亿美元）	2010年排名
1	辉瑞（Pfizer）	美国	577	1
2	诺华（Novartis）	瑞士	540	2
3	默沙东（Merck）	美国	413	4
4	赛诺菲（Sanofi）	法国	370	3
5	罗氏（Roche）	瑞士	349	5
6	葛兰素史克（GlaxoSmithKline）	英国	344	6

续表

2011年排名	公司	公司总部所在地	2011年全球药物销售额（亿美元）	2010年排名
7	阿斯利康（AstraZeneca）	英国	336	7
8	强生（Johnson & Johnson）	美国	244	8
9	雅培（Abbott）	美国	224	10
10	礼来（Eli Lilly）	美国	219	9

任务二　认识医药龙头企业

一、世界医药巨头简介

1. 辉瑞公司

辉瑞公司是目前全球第一大医药企业，拥有150多年历史的以研发为基础的跨国制药公司。2000年6月，辉瑞和华纳*兰伯特公司合并，2003年4月，辉瑞公司对法玛西亚进行并购。新辉瑞是一家拥有空前规模、广泛的产品治疗领域和产品系列的全球药业巨头。公司的创新产品行销全球150多个国家和地区。辉瑞制药有限公司拥有世界上最先进的生产设施和检测技术，辉瑞在中国的各个项目累计投资总额超过5亿美元。新的辉瑞公司目前在中国上市了40多种创新医药产品。这些相互补充的产品组合在心血管科、内分泌科、神经科、感染性疾病、关节炎和炎症、泌尿科、眼科和肿瘤科治疗领域占据主导地位。大连辉瑞制药有限公司是由美国辉瑞公司与大连制药厂于1989年合资建成的大型现代化制药企业。

目前，在中国上市的产品包括：先锋必、舒普深、希舒美、大扶康、络活喜、左洛复、瑞易宁、万艾可、西乐葆、立普妥等。

2. 葛兰素史克公司

葛兰素史克公司(GlaxoSmithKline)总部设在英国，以美国为业务营运中心。公司在世界39个国家拥有99个生产基地，产品远销全球191个国家和地区，在全球拥有10万余名既掌握专业技能又有奉献精神的出色员工。葛兰素史克公司在中国的历史最早可追溯至20世纪初叶。自20世纪80年代以来，在中国政府改革开放政策的感召下，该公司在中国积极投资，将最先进的制药技术、最优质的产品、最新型的商业模式、最现代化的管理理念和市场营销技巧引入了中国。

葛兰素史克(中国)投资有限公司(GSK)与天津中新药业集团股份有限公司、天津市医药公司合资建立的一家现代化制药企业，其经营范围包括生产、加工、分装和销售供人用的制剂产品、保健产品及相关产品。

主要生产胶囊、片剂、软膏三种剂型，生产能力23亿片/粒/支，代表产品有肠虫清、新康泰克、芬必得、兰美抒、百多邦、泰胃美等。

3. 诺和诺德公司

诺和诺德（中国）制药有限公司是世界领先的生物制药公司，在用于糖尿病治疗的胰岛素开发和生产方面居世界领先地位，同时在糖尿病治疗领域拥有最为广泛的产品。诺和诺德总部位于丹麦首都哥本哈根。迄今为止，世界上主要胰岛素制剂均出自诺和诺德的实验室，从中效、长效胰岛素、预混胰岛素、高纯胰岛素、人胰岛素，到胰岛素注射笔，直至速效胰岛素类似物，可以说，诺和诺德公司的研发史同时也是人类利用胰岛素治疗糖尿病的历史。诺和诺德的产品极大提高了糖尿病治疗和控制水平，改善了糖尿病患者的生活质量。

1996年，诺和诺德公司在天津建成并投产了第一个现代化胰岛素生产厂；2002年5月，公司又在天津经济技术开发区举办了新生产厂奠基仪式，经过紧张的建设施工，2003年6月该新生产厂通过了GMP认证，并于2003年8月正式落成投产。

主要产品：生物合成人胰岛素系列—诺和灵(Novolin)、有效降低餐后高血糖的口服药--诺和龙(NovoNorm)、人胰高血糖素—诺和生、便携式无痛注射器—诺和笔(NovoPen)、胰岛素注射器的新概念产品— 诺和英(Inno-vo)、新一代速效胰岛素类似物—诺和锐(NovoRapid)等。

4. 强生公司

世界500强企业，强生公司的名字是高质量及可信赖的代名词。名列全美50家最大的企业之一，同时也被列入全世界阵容最为强大的药品制造商之一。成立于1886年，今天，强生公司在全球55个国家和地区，设有170多家分公司和230个办事机构，在世界54个国家设有200家子公司，全球共有员工11.2万人，产品畅销全球175个国家。被《商业周刊》评为2001年度全美最佳经营业绩的上市公司，2002年度全美50家表现最杰出公司榜首，2002年度全美"最佳声誉公司"，2003年被《财富》杂志评为全美最受赞赏公司之第5位。

强生公司在华子公司有：上海强生有限公司、西安杨森制药有限公司、上海强生制药有限公司、强生（中国）医疗器械有限公司、强生视力健商贸有限公司。

5. 诺华公司

诺华公司是全球制药保健行业跨国集团，总部设在瑞士巴塞尔，业务遍及全球140多个国家和地区。该公司目前在华投资约一亿美元，其核心业务涉及专利药、非专利药、眼睛护理、消费者保健和动物保健等领域。是世界上最大的医用营养品提供商之一，并生产婴儿食品及保健营养品。

北京诺华制药成立于1987年。公司成立之初名为"北京汽巴–嘉基制药有限公司"1996年更名为"北京诺华制药有限公司"。目前，公司在中国上市的主要产品有：扶他林、新山地明、善宁、来适可、代文、兰美抒等。

6. 拜耳公司

拜耳公司是世界制药巨头，全球500强企业。总部位于德国，全球有750家生产厂。拥有12万名员工。公司的产品种类超过10000种，是德国最大的产业集团。1863年在德国创建。1899年3月6日拜耳获得了阿司匹林的注册商标，该商标后来成为全世界使用最广泛、知名度最高的药品品牌，并为拜耳带来了难以想象的巨额利润。

目前，公司在中国上市的主要产品有：拜新同、西普乐、美克、拜唐苹、尼膜同、优妥、优迈、特斯乐、拜斯明-25等。

7. 武田制药

武田制药是一家以研发为基础的制药公司，也是日本最大的制药公司。2000财政年公司销售额为87.09亿美元，自从1999年12月在日本上市以来销售额的强势增长，帮助抵消了武田公司因卷入北美维他命协议丑闻而受罚逾亿美元的额外损失。而自1999年6月上市以来的血管紧张素Ⅱ拮抗剂坎伐沙坦(Candesartan)，则获得了近亿美元的国内销售额。武田制药在中国同天津力生制药厂合资成立了天津武田药品有限公司，并得到GMP认证。

主要产品有：兰索拉唑、亮丙瑞林、伏格列波糖、头孢替安、吡格拉酮。

8. 阿斯利康公司

阿斯利康公司是由前瑞典阿斯特拉公司和前英国捷利康公司于1999年合并而成的世界第四大制药公司。凭借强大的研发后盾，致力于研制、开发、生产和营销优越的产品，在心血管、消化、麻醉、肿瘤、呼吸五大领域处于世界领先地位。总部位于英国伦敦，研发总部位于瑞典，在全球设有11个研发中心、31个生产基地，产品销售覆盖100多个国家和地区，公司雇员超过5万人。1999年销售额高达177.91亿美元。2004年公司销售额超过214亿美元，在心血管、消化、呼吸、麻醉、肿瘤和中枢神经领域处于领先地位。阿斯利康被列入道琼斯可持续发展指数（全球）以及显示企业良好社会责任度的富时社会责任指数（FTSE4Good Index）。

世界500强之一的阿斯利康在中国投资一亿美元建厂，显示了对中国市场的信心。总部位于上海，在中国的19个主要城市设有办事处；位于江苏省无锡市的生产基地于2001年正式投产，阿斯利康临床研究中心于2002年在上海挂牌成立。阿斯利康制药有限公司在中国现有1500余名员工，分布在生产、销售、市场推广、临床研究等领域。

目前，公司在中国上市的主要产品有：佐米格、捷赐瑞、洛赛克、博利康尼、恩纳、波依定等。

二、国内医药企业简介

1. 天士力集团

天士力集团自1994年成立以来，坚持打造现代中药第一品牌，不断推进大健康产业的发展。在做专做精现代中药的基础上，向生物药、化学药和特色医疗行业扩展，形成以医药为主要领域的生命安全保障产业板块；并逐步进入生物茶、保健品、化妆品、现代白酒、安全饮用水等生命健康需求产业领域。

天士力积极推动中药现代化和国际化，以高新技术改造传统中药业，倡导"现代中药"新概念，建立"组分中药"研发新模式，并致力于现代中药产业链的建设。在陕西商洛建立国内第一个符合GAP的药源种植基地，率先提出并制定出中药有效成分分离GEP新标准，将多元指纹图谱质控技术成功运用于中药质量控制。打造了"现代中药先进技术制造平台"，建设了数字化控制、全球规模最大的滴丸制剂生产线。目前，复方丹参滴丸在美国FDA和欧盟EMEA临床试验进展顺利，有望成为第一例以药品身份进入西方发达国家医药主流市场的现代中药。

按照"大病种、大品种、系列化"的研发思路，天士力逐步形成了由心脑血管系统用药、抗肿瘤与免疫系统用药、胃肠肝胆系统用药、抗病毒与感冒用药构成的产品体系。天士力研究院已先后承担国家"九五"、"十五"、"十一五"、863计划、973计划、国家重大新药创制研究与开发等重点科研项目40多项，被评为"国家级企业技术中心"，国家人事部在天士力设立"博士后科研工作站"。2008年，天士力集团被评为国家首批"创新型企业"。

面向未来，天士力将继续坚持"追求天人合一，提高生命质量"的企业理念，致力于大健康事业，倡导大健康理念，普及大健康教育，创新大健康技术，发展大健康产业，完善大健康服务，为实现"创造健康，人人共享"的目标而努力奋斗！

主要产品如下。

(1) 现代中药：天津天士力制药股份有限公司

复方丹参滴丸、养血清脑颗粒、穿心莲内酯滴丸、荆花胃康胶丸藿香正气滴丸、芪参益气滴丸、柴胡滴丸、注射用益气复脉。

(2) 化学药：江苏天士力帝益药业有限公司

替莫唑胺、赖诺普利氢氯噻嗪片、帝益洛、右佐匹克隆片、阿贝他、氟他胺片、盐酸硫必利片、舒必利片。

(3) 生物药：上海天士力药业有限公司

主要从事生物工程产品、药品以及相关的动物细胞大规模培养、制药工艺等方面的研究和生产工作。

(4) 天然药物：天津天士力制药股份有限公司

水飞蓟宾能够稳定肝细胞膜，保护肝细胞的酶系统，清除肝细胞内的活性氧自由基，从而提高肝脏的解毒能力。

(5) 特色医疗：上海我立德医院是一所国际化的脊柱专科医院，已成功为全国各地15至85岁脊柱疾病患者实施微创手术。

(6) 功能饮品：云南天士力生物茶科技有限公司

普洱茶珍–宝石蓝旅行装、普洱茶珍–宝石日用行装、普洱茶珍–中国红中礼盒、普洱茶珍–宝石蓝小礼盒。

(7) 生活健康：金士力佳友(天津)有限公司

帝蘭男士经典尊荣系列、帝蘭舒爽清凉洗发露、帝蘭凝时焕颜系列、夏梵娜基础护肤系列。

(8) 营养保健：金士力佳友(天津)有限公司

金士力益生菌、金士力吉时酒、金士力人参源胶囊、金士力九尊肝脂胶囊。

(9) 健康酒业：国台酒业集团有限公司

国台双支高档礼盒、国台双支高档礼盒、国台十五年陈酿、国台单支高档礼盒。

(10) 提取物：天津天士力现代中药资源有限公司

丁香油、桂皮油、绿茶提取物、白柳皮提取物、大豆提取物、咖啡因、盐酸黄连素精粉、薄荷油、薰衣草油、三七提取物。

（11）精品中药材：天津天士力现代中药资源有限公司

三七、三七剪口、三七大根、三七毛根、三七花、三七叶、鲜三七、三七叶甙、三七总苷、丹参原药、樟脑提取物

2. 哈尔滨医药集团股份有限公司（简称哈药集团）

哈尔滨医药集团股份有限公司于1991年12月改组分立为两部分：即在集团股份有限公司之上成立哈药集团股份有限公司；哈尔滨医药集团股份有限公司更名为哈尔滨医药股份有限公司。同时将哈尔滨医药集团股份有限公司的资产合理地分割为两部分：一是将哈尔滨制药厂、哈尔滨制药三厂、哈尔滨制药四厂、哈尔滨制药六厂、哈尔滨中药二厂、哈尔滨医药商业总公司、哈尔滨药材总公司、哈尔滨医药供销总公司、哈尔滨亚兴房地产开发公司、哈尔滨北方制药厂、哈尔滨千手佛房地产开发公司和哈尔滨市医药工业研究所等效益较好的12家企业保留在股份公司中，取消法人资格，作为股份公司的分公司。这12家企业中的国有资产折为国有股18764万元，由哈药集团有限公司代表国家持有。集团股份有限公司于1990年1月12日向社会公众发行6500万元股本金，由哈尔滨医药股份有限公司使用和管理。二是把集团股份公司的19户企业化出，以集团公司子公司的地位存在。

哈药集团有限公司青霉素钠原粉及粉针产销量居全国第二位；氨苄西林钠、头孢唑林钠、双黄连粉针、头孢噻肟钠等产品产量居全国第一位；具备西药粉针28亿支、中药粉针1亿支、水针6000万支、片剂113亿支、胶囊16.8亿支的生产能力。哈药集团是集科、工、贸为一体的大型企业，现拥有1个控股上市子公司、13个全资子公司。集团现有职工2.01万人，其中专业技术人员4760名，占职工总数的23.8%。集团共生产西药及中药制剂、西药原料、中药粉针、生物工程药品、滋补保健品6大系列、20多种剂型、1000多个品种，其中主导产品头孢噻肟钠、头孢唑啉钠、双黄连粉针等产销量均居全国第一位，青霉素钠原粉及粉针产销量居全国第二位。2000年实现工业总产值68亿元、工业增加值12.4亿元、营业收入66.5亿元、

利税10亿元，分别比上年同期增长56%、13%、44%和84%，连续三年实现快速跨越式发展。与全国同行业相比，集团的工业总产值和营业收入二项经济指标均居第一位。

主要产品：青霉素类、头孢菌素类抗生素等30余个品种；司乐平片、胃必治片、脑安片、强力脑清素片、"三精"葡萄糖酸钙口服液、人参蜂王浆；"新盖中盖"牌高钙片、护彤、朴雪口服液、"为消"牌乳酸菌素片等保健食品；双黄连粉针、丹参粉针、刺五加脑灵液、冠心泰、六味地黄丸、世一治感佳、逍遥丸等200余种中药产品。

3. 神威药业集团

神威药业集团是中国现代中药的领先企业，综合实力在中药行业名列前茅，是香港联合交易所市值最大的医药类上市公司。"神威"商标为中国驰名商标，"神威"品牌为中国500最具价值品牌之一。公司先后荣获全国"五一"劳动奖状、中国十大最受赞赏的医药企业、中国和谐劳动关系优秀企业、中国企业文化优秀奖、中国十大行业百佳雇主、中国成长企业百强、全国中药系统先进集体等上百项荣誉称号。

神威药业主要针对中老年用药、儿童用药、抗病毒用药三大高速增长的目标市场，专注发展现代中药新剂型、新产品，形成了以现代中药注射液、中药软胶囊、中药颗粒剂三大剂型为特色的强大优势产品组合，现代中药注射液年产量12亿支，软胶囊年产量35亿粒，均雄踞国内第一位。拳头产品清开灵注射液、参麦注射液占据了国内60%以上市场份额，五福心脑清软胶囊每年为数百万中老年人带来健康，藿香正气软胶囊等产品享誉全国。清开灵软胶囊等13个品种被列为国家中药保护品种，五福心脑清软胶囊、神威藿香正气软胶囊被中国医药保健品进出口商会认定为绿色标准产品。

神威药业通过综合运用指纹图谱、超临界萃取、超微粉碎等现代中药生产新技术，中药动态逆流提取、注射液洗灌封联动生产线、软胶囊全自动包装线等领先工艺设备，广泛应用计算机控制技术，实现了中药生产的标准化、中药剂型的现代化、质量控制的规范化、生产装备的自动化，使神威现代中药产品达到了"安全、有效、稳定、可控"，实现了中药与现代生活的同步，做到了良药不再苦口。

强大的研发能力是神威药业持续发展的基础。神威药业设立博士后科研工作站，引进包括博士后在内的高级专业技术人员，本着"继承不泥古，创新不离宗"的原则，以市场为导向，以科技为先导，以中药现代化为核心，积极开展中药新药药学研究和临床研究，开发新产品，每年都有多个新产品问世，形成了"生产一代、储备一代、开发一代、研制一代"的新产品格局。国家级新药降脂通络软胶囊列入国家高技术研究发展计划（863）"创新药物和中药现代化"重大科技专项项目，并被国家发展和改革委员会列入"降脂通络软胶囊高技术产业化示范工程"，是科技部等四部委联合认定的国家重点新产品。

神威药业将继续致力于现代中药的研发、生产和销售，着重培养以需求为导向的研发、以成本和质量为要求的精益生产、以传统渠道为依托、以掌控终端为最终目的的营销以及以严细求实为核心的神威文化等四个方面的核心竞争力，打造一流的现代中药品牌，引领现代中药，推进健康产业。

4. 修正药业集团

修正药业是修正药业集团的简称，总建筑面积59万平方米。集团下辖55个全资子公司，有员工60000余人，资产总额59亿元。自2000年起，连续9年在吉林省医药企业综合排序中位居榜首，2004年在全国中药企业利润排序中跃升为第一名，销售额和利润居中国医药行业前十强。2000～2009年累计实现销售收入392.23亿元，上缴税金14.97亿元，利润39.5亿元，是吉林省药业龙头和民营企业第一纳税大户。先后获"全国守合同重信用企业"、"全国诚信守法乡镇企业"、"国家火炬计划重点高新技术企业"、"国家火炬计划优秀高新技术企业"、"国家科技创新型星火龙头企业"、"吉林省优秀企业"、"吉林省精神文明建设先进单位"等近百项荣誉。集团不断深化改革，创新求变，建立、完善现代企业制度，使领导体制、管理机制形成了崭新的理念和模式，集团始终充满了蓬勃生机和活力，以超常的速度、稳健的经营、骄人的业绩驰入可持续发展轨道。

集团可生产21种剂型800多种产品。以"斯达舒胶囊"、"益气养血口服液"、"脑心舒口服液"、"消糜栓"、"唯达宁"五个名牌为引领的，以及"肺宁"、"格平"、"骨骼风痛片"等一大批荣获国家级金奖、优秀产品奖的主导产品，成为行销国内外的驰名品牌。其中，"斯达舒"被国家工商行政管理总局认定为国内胃药市场首例"中国驰名商标"，始终居于全国胃药市场领军地位。"唯达宁"上市7年来，连续获得"店员推荐率最高品牌"、"最受欢迎皮肤用药"、"治疗真菌剂型销量第一"、"消费者最满意品牌"等多项荣誉。

集团走中药现代化之路，追求集团化运作、规模化发展，形成了"一大国家级企业技术中心、八大制剂基地、五大原料基地、十大销售平台"的发展格局，保持强劲发展态势。

集团已从求生存、求发展转向追求企业利益与社会利益一致。用于各类捐赠及光彩事业投资，累计价值已超3.1亿元。为社会提供30000多个就业岗位，其中安置下岗职工1.2万人。

5. 天津中新药业集团股份有限公司

天津中新药业集团股份有限公司是历史悠久的，以中药创新为特色的，分别于1997年在新加坡，2001年在上海两地上市的大型医药集团；拥有40余家分公司及参、控股公司，业务涵盖中成药、中药材、化学原料及制剂、生物医药、营养保健品研发制造及医药商业等众多领域，旗下天津隆顺榕、乐仁堂、达仁堂等数家中华老字号企业与中药六厂等现代中药标志性企业同时并存并荣，并与葛兰素史克、以色列泰沃、美国百特、韩国新丰等全球知名药企牵手联营。

天津中新药业集团股份有限公司是中国首家同时拥有S股和A股的海内外上市公司，拥有40余家分公司及参、控股公司。公司生产经营涉及中成药、中药材、生物医药、化学原料及制剂、营养保健品等众多领域，拥有11个系列，21个剂型718个注册品种，其中国宝级中药四个，中药保护品种21个，独家生产品种109个。中新药业营销网络覆盖全国，众多优质产品远销世界30多个国家和地区，并享有盛誉。

中新药业以中药创新统领经营发展思路，注重自主创新研发，一直走在中药现代化发展的前列。拥有一个国家级企业技术中心、六个市级企业技术中心、一个市级中药现代化技术工程中心以及国家人事部批准的企业博士后科研工作站。拥有专利申请495件，其中发明专利313件，独家处方67个，独家剂型42种。在长期的实践探索中，集成并优化了世界最先进的中药设备和技术，形成了中新药业独特的中药现代化集成发展平台。全面执行GAP、GLP、GCP、GMP、GSP系列标准，实现全程质量控制，确保产品的安全有效。面向未来，中新药业将继续秉承"天人同序，惠福民生"的企业宗旨，在中药现代化的发展道路上不断探索，不遗余力的推动中药的现代化和国际化。公司技术创新体系实力雄厚，拥有一个国家级企业技术中心、五个市级企业技术中心、一个市级中药现代化技术工程中心以及国家人事部批准的企业博士后科研工作站。

公司具有强大的生产能力和先进的装备技术。在长期的实践中，摸索并积累了丰富翔实的设备工艺数据，根据自身需要选择并优化了世界最先进的设备和技术，同时研发具有自主知识产权的先进设备，如多滴头滴丸机，目前已进入第三代，实现了远程智能化控制。并创造性地将超微粉碎技术、低温动态逆流提取技术、三相流化床技术、旋转薄膜技术、提取数字化控制技术、二氧化碳超临界萃取技术、膜分离技术、柱层析技术、一步造粒技术、全粉压片技术、喷雾干燥技术等中药现代化关键技术集成到了现有产品的制备过程中，形成了中新药业独特的中药现代化工艺流程，实现了生产程控化、输送管道化、包装机电化、检测自动化。位于天津经济开发区的中新药业现代中药产业园作为中药现代化发展成果的集成平台，引起了海内外的广泛关注。

公司营销网络覆盖全国，产品远销世界30多个国家和地区。公司致力于人类健康事业，执行GLP、GCP、GAP、GMP、GSP系列标准，实现了全程质量控制。在完善自身运营的同时，与葛兰素史克、以色列泰沃、美国百特、韩国新丰等全球知名药企牵手联营，建立了合资公司。中新药业已形成以现代化中药产业为核心，以化学制药为补充，以生物医药为促进的，拥有完整的产业链、产品链、人才链的，具有国际影响力的制药集团。

6. 中美天津史克制药有限公司

中美天津史克制药有限公司是全球最大的药厂之一的葛兰素史克(GSK)与国内大型药厂天津中新药业股份有限公司和天津太平(集团)有限公司共同投资设立的消费保健用品公司。

作为最早在华设立的外商合资药厂之一，中美史克早在1987年便在中国生根。20多年来，中美史克一直秉承着大爱铭心的理念，用优质的产品和爱心回报社会和广大患者和消费者。2008年，中美史克家族除了消费者耳熟能详的四大OTC品牌新康泰克、芬必得、百多邦、史克肠虫清外，还成功上市了全球牙医首选推荐的抗牙敏感牙膏舒适达；新康泰克和芬必得两大品牌家族又添新成员，2008年，新康泰克红色重感装成功上市；2009年，芬必得酚咖片新头痛装的成功上市，2010年，中美史克又一个令人耳目一新的口腔护理新品牌"保丽净"成功上市，为中国广大的假牙佩戴者提供了一个安全高效的护理方案！同年，康泰克鼻贴上市，为中国消费者舒缓鼻部症状开创了一个创新的健康选择！除此以外，中美史克一直在不遗余力地研究中国消费者的需求，并借助全球研发力量，力求不断推出更多的优质产品，以更好地呵护中国消费者的健康生活。

7. 天津中新制药厂——中国植物提取产业的技术领先者

中新制药厂作为天津中新药业集团股份有限公司——中国唯一一家在境内外两地上市公司的下属核心企业，依靠集团雄厚的技术实力，具备植物提取、药物制剂研究开发和生产经营的强大功能。率先将国际最先进的植物提取设备及技术全套引入中国，以低温、节能、高效为特点，集提取、浓缩、分离、干燥于一体，实现了生产程控化、输送管道化、检测自动化，可以满足植物提取物及配方颗粒的生产，成为国内符合GMP要求、生产规模较大的植物提取物生产基地。中新制药厂严把质量关，引进国际先进精密分析设备，产品质量能满足国际先进国家对质量检验的不同要求。

中新制药厂依托公司拥有的国家级技术中心的技术实力，主要从事植物提取物、药物制剂的研究开发和生产经营，并已于2005年底通过中国GMP认证和澳大利亚TGA认证，现主要生产30余种植物提取物，并有片剂、胶囊和颗粒剂三个剂型的生产资质。

秉承天津中新药业"天人同序、惠福民生"的经营理念，中新制药厂率先将国际最先进的植物药生产设备技术全套引入中国，与国际植物药发展同步。我们引入生产的连续低温逆流提取、竖直分力、高速离心、低温浓缩、连续高真空干燥、低温喷雾干燥、一步制粒、连续湿法制粒／湿法整粒、干法制粒、全粉压片等技术和全数字化设备，确保了产品的质量和均一性。

除了完善的生产和质量管理体系外，我们拥有包括：液质联用、气质连用、原子吸收等关键分析仪器用于产品的质量控制，并对农药残留、重金属残留、溶剂残留和其他有害物质等进行严格的测试，以确保出口产品的安全性达到进口国的有关安全性要求。

由于有完善的实验和中试系统，可以根据客户要求提供客户指定品种和规格的植物药提取物和制剂产品，为全球医药、食品、保健品和化妆品等行业提供专业化的生产和服务。

8. 天津市中药饮片厂

天津市中药饮片厂始建于1958年，迄今已有45年历史。天津市中药饮片厂是专业从事中药饮片、剂量包装饮片、精制、精品系列饮片的生产企业。"津春"牌注册商标被天津市工商行政管理局等部门认定为天津市著名商标，品牌产品素有信誉。津春牌中药饮片产品标准符合《中华人民共和国药典》、《中华人民共和国卫生部药品标准》、《天津市中药饮片炮制规范》。除供应国内市场，还远销日本、英、美、德等国家。

企业创建伊始即在继承和发扬祖国传统医药理论和实践的基础上，充分利用现代科学技术致力于中药饮片炮制、加工工艺方法研究与创新，经过几十年的不懈努力，在中药饮片炮制加工方面取得巨大成就，企业的生产已纳入现代中药工业轨道。几经改建和扩建后的厂房不仅具有完善的供电、供气及污水处理系统，而且包装车间装有空调及洁净系统。生产设备已经改造更新，先后引进、添置全浸润设备、全不锈钢切片机、气流式干燥机及电平炉、电转炉等系列炒药机器，不仅符合制药卫生标准要求，而且产品逐渐向国际GMP质量标准靠近。在同行业中率先拥有和使用高效液相色谱仪、气相色谱仪、薄层扫描仪及紫外可见分光光度计等先进设备对产品进行全程检测也监控，以达到的低农残、重金属含量、灰分、水分符合标准，为产品质量提供可靠保证。改造使企业发生了质的飞跃，企业生产实现了机械化、半机械化。

企业科研技术人员既有丰富的中医药理论修养和实践经验，又有现代医药各个专业的知识和技能，曾多次应天津市卫生局、天津市药品监督管理局邀请参与《天津市中药饮片炮制规范》地方标准的编纂、修订，为此，我们中药饮片人可以用科学技术知识、心血与智慧为中药饮片地方炮制规范的标准化、规范化；为中药现代化发展进程做出了重要贡献。

知识链接

美国植物药物公司的发展特点

1. 植物药公司大量涌现，但规模较小

近年来由于植物药市场空前火爆，销售额节节上升，刺激植物药公司如雨后春笋，大量涌现，据不完全统计，美国现有植物药物公司（含以植物为主要原料的营养保健品公司）超过300家，其中80%是在20世纪80年代后期植物药物大发展开始后组建的，绝大多数属于小型公司，销售额2000万美元以上的8家，销售额500万~2000万美元的15家，销售额5百万美元以下的128家。

2. 制药业巨头纷纷开辟植物药物的生产，竞争趋向白热化

近年来由于植物药物深受民众欢迎，一些传统的西药大公司也相继进

入这个高速发展的高利润领域，其中拜耳、华纳兰伯特、Listerine、AHP等公司，在1998年已先后设置生产线，生产植物药物。AHP公司的子公司Whitehall-Robins已用Centrum（善存）品牌推出银杏、大蒜、人参和贯叶连翘等6种产品，勃林格·英格翰公司早在1996年就组建Pharmaton子公司，专门从事银杏和人参的药物生产。这些新进入的西药巨子，资本雄厚，设备先进，研究开发力量强大，有可能很快改变美国植物药物的整个面貌，另一方面加剧了市场竞争的态势。

3. 植物药物销售网络化

由于植物药物在美国被归入饮食补充剂范畴加以管理，因此其销售方式远较处方药自由、灵活。制药商利用这一管制特点，采用一切可用的销售手段进行促销，其主流销售渠道已高度网络化、大型化，具体说有以下几种：药房、大型商场、保健品/天然食品店、维生素与饮食补充剂连锁专卖店、杂货超级市场以及网上销售网络。所有这些主流销售渠道的特点是超大型化、网络化，便于占领全国大中小城市以至穷乡僻壤和广大的海外市场。正是由于庞大的销售网络为消费者提供了购买上的便利，使植物药物的销售在短短几年内扶摇直上，成倍增长。除此以外，有的植物药物公司还通过营销公司如Amway（安利）和Shaklee（夏克利）等作为销售代表，有的则自组传销网络：邮购，电视直销，替代疗法诊所以及保健公司等也都参与了销售。但是这部分销售比重不及前述各种渠道大。在美国内市场方面，植物药物销售最旺的地区依次为加州、佛罗里达州、德克萨斯州、纽约州、依利诺州和宾夕法尼亚洲。

4. 企业发展战略全球化

美国的植物药物形成规模生产虽然起步晚，在美国内市场上既受西药的排挤与传统西医的各种质疑与非难，又受传统观念的挑战，处境并不顺利，但一些稍具规模与实力的公司，除倾全力开拓美国内市场外，始终将发展战略定位在全球化上，其战略目的如下。

一是扩大产品的销售和影响。

二是利用原料出产国的资源优势和劳工优势，解决美国缺乏植物药物资源和劳工费用过高的限制。总部在加州的Pharmanex (华美) 公司近年在浙江湖州设厂，利用我国丰富的银杏资源生产银杏药，并与国内中医药大学和科研单位合作，收集、鉴定、采购和加工中国大陆的各种植物药物作为原料药和成药，供应许多美国药厂，他们的发展战略值得我们注意和加以借鉴。

三是利用一些国家的植物药物公司现成的、先进的制药技术，收购或兼并它们，以便迅速起步，进入植物药物领域，掌握技术，扩大营业范围和占有市场。

5. 产品开发多样化

产品开发多样化是美国植物药/保健品公司的重要发展战略。一个企业寻求发展既可以采取超越本行业的限制，跨行业进行扩张，实行所谓多元化发展；也可以在本行业中，利用积累的人才、技术、经验和营销优势，向产品的广度和深度延伸，将企业真正扩展成本行业的龙头老大，从而有效发挥自身的各种资源优势，极大增强企业的竞争实力。美国植物药公司在寻求企业进一步发展时，几乎都是采取了后一策略，即集中力量搞产品的多样化，力求做到产品的结构合理，品种繁多，能最大限度满足各种消费者的需要，赢得信任，牢固占领并迅速扩大市场。

6. 质量控制严格化

和西药相比，植物药物的弱点在于成分与化学结构比较复杂，其原料受种植环境和管理的影响很大，其组成和含量极不稳定，从而影响药效，这是美国主流医学质疑的焦点。为解决此问题，一些大中型公司大力加强质量控制的严格性，采用的具体措施如下。

①按照德国卫生部制订的植物药物主成分标准进行生产。

②在全国及全球选择质量最佳的植物原料；有的公司亲自建药用植物园或药圃，所有原料在进入生产线前，必须全面检测其纯度，药效和洁净度。

③所有生产设备，管理与质量控制，严格按GMP和DMF的要求实施，并取得FDA的评估与认可。

④配置先进的检测仪器 (如高效液相色谱)，对原料，生产过程和成品进行严格检测。

7. 原料无害化

由于植物药的质量主要取决于植物原料，而种植环境 (土壤、水分、施肥、施药、温度、湿度、光照和收摘时间等) 对植物的影响极大。此外，进厂前植物原料的采摘、加工与储运对其他有很大影响。为此，美国一些大型植物药公司与种植园参照欧共体的 "药用植物种植质量管理规范 (GAP)"。对药用植物的生产与加工处理的每个环节，都制订了严格的要求，力求做到原料无害化，以确保生产出品质最高的植物药。

8. 宣传广告知识化

植物药物/保健品在美国兴起为时相当短，广大民众对其功效、剂量和副作用等并不熟悉。在关于植物药物在美国销售的主要障碍的社会调查中，41%的销售商认为：消费者缺乏对植物药的了解与教育是首要因素。因此，各公司对广告宣传极为重视；广告内容注重传播有关植物药物/营养品所含具体成分、药理、功效、剂量和副作用；有的还介绍该产品在美国与欧洲的试验结果。甚至列出详尽的文献索引，供进一步咨询使用，使民众了解其确凿的科学基础。这些广告有效促进了植物药物知识的普及并提高消费者的认同感。据估计，1997年仅在植物药物这一类产品上的广告费为3500万美元 (未含护肤护发品等)。

9. 植物药发展西药化

全世界生产的西药中，有25%来源于植物。最著名的有阿司匹林、奎宁、毛地黄、长春花碱和紫杉醇等。由布迈·施贵宝 (BMS) 公司垄断生产与销售的紫杉醇，在全球的年销售额已超过10亿美元。美国国家癌症研究院(NCI) 每年从全球25个国家收集4500种植物，进行大规模的药物研究。

目前众多药物公司由植物提炼的西药，均为单分子结构药物，而植物所含组分则为复杂的多分子结构，其中很多组分均有良好的药效。植物药物的最佳疗效是这些组分综合作用的结果，而往往不是来自单一分子实体。为了发掘其潜在医疗价值，提高植物药物的科学性。除主要成分以外，应对其他各组分的化学结构和药效作透彻的研究。

美国的植物药物目前还不能作为处方药或非处方药销售，与西药相比处于很不平等地位，此外，无法申请专利，从而无法保护其技术和销售上的巨大潜在权益。

近年来，一些公司纷纷开展植物药物西药化的研究，如罗纳普朗克、Napro、Xechem、辉瑞、Ciba-Geigy (汽巴-嘉基) 和孟山都的西尔等。

1996年采用药物工艺生产的槲寄生，已作为一种新型的西药分别获得美、英、德、日等国专利。此专利药称为T4GEN，作为艾滋病专用药近年来已先后在德国、泰国及津巴布韦进行Ⅰ、Ⅱ期临床试验。APH和意大利Indcna公司已加入合作开发。此后，锯叶棕、贯叶连翘、大蒜、缬草、生姜、欧洲越桔、枳实及水飞蓟等15个植物药均将被复制成新型西药，据预测，届时此15个新型西药的年销售额将达194亿美元。

上述植物药物已经受过千百年用于治疗的考验，十分成熟，风险小，复制过程能大大缩短。据称用此复制工艺制成新的西药，耗资仅50万美元，可在半年内完成，Ⅰ、Ⅱ期临床试验需18个月，费用150万美元，第Ⅲ期试验进行2~3年，耗费500万~2000万美元。与之相比，采用传统技术路线时，一个西药的开发，耗资需2.3亿，且整个开发期长达10~12年，故此法的经济效益十分可观。

(摘自 http://www.biodrug.cn/biobbs/board/dis.asp id=941&5)

模块四　素质强，创业有能力

任务一　认识毕业后的升学、就业道路

现代中药技术专业的学生在毕业时获得本专业的专科学历，可以选择直接就业、进一步升学深造或者其他途径就业。

直接就业：该专业毕业生可以在医药领域相关行业的企业单位就业，也可以在高等院校、科研院所、医疗等事业单位就业。经过专业拓展，还可以在生产、销售等岗位从事工作。

升学深造：该专业毕业生可以选择进入本科院校进行进一步学习深造，成绩合格后可以获得相应学历学位。也可参加专业硕士研究生教育考试，继续获得本科以及更高层次的教育学习机会，提高学历层次。学生毕业5年后可参加全国统一的执业药师资格考试。目前进入本科院校深造的途径主要有三条：自考升本、成考升本和高职升本。除此之外，一些省市对专科毕业生升本有鼓励政策，例如，在天津市，参加技能大赛获得一等奖可以免试升本。

本专业学生毕业后，可参加高一级相应工种的专业培训，取得相应的技能等级资格。

其他途径：除了直接就业、升学深造以外，毕业生还可以自主创业、或是选择参军入伍、考取公务员或选调生、参加"三支一扶"计划、"大学生志愿服务西部"计划等。

自主创业：国家鼓励和支持高校毕业生自主创业。对于高校毕业生从

事个体经营符合条件的，将给予一定的优惠政策，毕业生可以向所在学校就业中心、学工部咨询。

大学生参军入伍：国家鼓励普通高等学校应届毕业生应征入伍服义务兵役，高校毕业生应征入伍服义务兵役，没有专业限制，只要政治、身体、年龄、文化条件符合应征条件就可报名应征。毕业生在服役期间享有一定经济补偿，服役期满后可在入学、就业等方面享有一定优惠政策。每年4~7月开展预征工作，毕业生可以向所在学校就业中心、学工部、人武部咨询。

公务员：应往届毕业生可以参加国家或地方公务员考试，两者考试性质一样，都属于招录考试，但两者考试单独进行，相互之间不受影响。国家公务员考试一般在当年年底或下一年年年初进行，地方公务员考试一般在3~7月进行，考生根据自己要报考的政府机关部门选择要参加的考试，一旦被录取便成为该职位的工作人员。具体公务员政策可参看国家公务员网的相关政策。

选调生：选调生是各省区市党委组织部门有计划地从高等院校选调的品学兼优的应届大学本科及其以上毕业生的简称，这些毕业生将直接进入地方基层党政部门工作。我国各省份对选调对象的要求条件差别较大，专科毕业生可以根据自己的实际情况，结合选调省份对选调对象的要求，报名参加相应考试。毕业生可以向所在学校就业中心、学工部咨询。

"三支一扶"计划：大学生在毕业后到农村基层从事支农、支教、支医和扶贫工作。该计划通过公开招募、自愿报名、组织选拔、统一派遣的方式进行落实，毕业生在基层工作时间一般为2年，工作期间给予一定的生活补贴。工作期满后，可以自主择业，择业期间享受一定的政策优惠。毕业生可以向所在学校就业中心、学工部咨询。

"大学生志愿服务西部"计划：国家每年招募一定数量的普通高等学校应届毕业生，到西部贫困县的乡镇从事为期1~3年的教育、卫生、农技、扶贫以及青年中心建设和管理等方面的志愿服务工作。该计划按照公开招募、自愿报名、组织选拔、集中派遣的方式进行落实。志愿者服务期间国家给予一定补贴，志愿者服务期满且考核合格的，在升学就业方面享受一定优惠政策。毕业生可以向所在学校就业中心、学工部咨询。

任务二　认识毕业后的职业道路

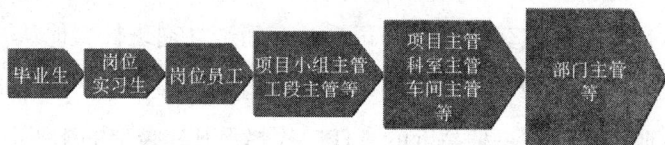

毕业生 → 岗位实习生 → 岗位员工 → 项目小组主管工段主管等 → 项目主管科室主管车间主管等 → 部门主管等

　　该路径是毕业生常规的职业道路，以顶岗实习学生或毕业生身份进入企业，从事某一岗位或轮岗工作，此时是毕业生熟悉工作岗位、工作单位的阶段。待正式毕业后，可以进入企业的试用期，成为实习员工，这一阶段仍是毕业生熟悉工作、企业和毕业生进行双向选择的阶段。试用期结束后，毕业生成为企业的正式员工，从事某一特定岗位的工作，通常从最基层做起，这样不仅可以掌握较全面的知识，可以积累丰厚的经验，对于日后从事技术或管理工作奠定扎实的技术功底，而且，这样的职业路径也符合毕业生的知识结构、技能水平和目前自我提升的准备情况。当锻炼到具有一定工作能力，积累有一定工作经验，创造有一定工作成绩时，可以逐步晋升，逐渐从普通员工成长为企业骨干，再成长为企业"顶梁柱"。

任务三　毕业后从事的主要工作岗位

　　现代中药技术专业毕业生毕业后可以从事现代中药的提取、炮制、养护、采购、验收、检验等工作。

　　就业面向的工种有中药炮制与配制工、中药验收员、中药质检工、中药材收购员、中药保管员、中药养护员、中药购销员、中药调剂员、固体制剂工、液体制剂工等。

任务四　认识医药行业的能工巧匠

1. 爱岗敬业 甘于奉献的好班长——王永江

王永江，1959年2月出生，1979年参加工作，1990年加入中国共产党，现为天津达仁堂京万红药业有限公司第一车间蜜丸剂班长。他从一线工人到生产班长一干就是32年，始终用一颗执着追求的心在生产一线上默默耕耘、兢兢业业工作，用一种高度的责任感诠释平凡岗位上的不平凡意义。

车间蜜丸剂型品种多且工序复杂，他在学习蜜丸制剂知识时坚持不会就学、不懂就问的好习惯，多年的实践，使他练就了过硬的本领，他眼看手捏就能判断蜜丸质量的高低，对于常见的设备故障也能自己解决。在日常工作中，他也积极参与车间内各种设备SOP及岗位SOP的制订，要求班组各工序之间互相配合，严格执行岗位技术标准，绝不容许把不合格产品转向下道工序，有力的保证了产品质量。他立足岗位务实创新，提出的根据不同品种采用不同方式进行制剂生产的建议，解决了蜜丸生产出丸不均匀和粘连的现象，并被写进了蜜丸生产工艺中。通过多年在生产一线工作的总结，他提出将操作间内设备、生产用具重新合理化布置的建议，经过限产时间验证，可大幅度提高生产工作效率。他关心爱护班组青年员工，经常组织青年员工召开座谈会，及时了解掌握他们的思想动态，进行正确引导和帮助，精心培养传授技术，通过开展"师带徒"工作，使班组内青年员工得到健康成长。

2.业精于勤 与时俱进的一线班组长——张宏立

张宏立，1962年12月出生，1981年12月参加工作，1996年6月入党，现任中新药业隆顺榕制药厂电工班长，高级技师。作为企业生产一线的员工，他三十余年如一日，爱岗敬业、钻研进取、甘于奉献，用实际行动树立起了新时期共产党员的良好形象，曾多次荣获优秀共产党员、"先进工作者"光荣称号。

他时刻牢记自己是一名共产党员，坚定理想信念，加强学习，从岗位实际出发，建设"学习型"班组，实现了班组向知识技能型的跨越，形成了"比学赶超"的良好氛围。他制定了"三一零"的工作标准，即：三分钟赶到现场、一次维修无返工、维修后的设备无故障。面对新设备的自动化程度高、技术精密度要求高的形势，他提出了"蓄电池"的工作理念，他带领班组成员时刻学习充电，他们积极创建设备电子档案、成立图书柜和资料库，从而工作中不断释放能量。为了让年轻人尽快熟悉并掌握高难操作技术，他把自己掌握的技术和总结出来的工作经验方法，毫无保留的传授给青年员工，在实践中培养锻炼他们逐步成为独当一面、技术过硬的骨干。

3.知难而进 励精图治的企业领导人——陈长琦

陈长琦，1958年10月出生，1979年4月参加工作，1996年4月入党，现任天津市中药饮片厂有限公司厂长兼党委书记。陈长琦面对一个改制后百废待兴的企业，不畏艰难，勇于面对挑战，通过严格管理，开拓创新，用科学发展观指导企业的各项工作，使企业从2007年销售收入1740万元攀升到了2010年的3830万元，实现了三年翻一番的目标。用了不到三年时间扭转了企业多年的亏损，利润由2007年的亏损500万元到2010年实现盈利240万元。

他重视制度建设，近年来支持完善了11大类145项制度，使企业基础管理工作得到了加强。他认真分析企业的千余个品种规格的成本和销售数据，通过召开的企业采购分析会、成本分析会、伤耗分析会、业务销售分析会，及时解决问题，带出了发展的效果。他始终认为企业占领市场要靠诚信，在企业资金十分紧张的情况下购置检测设备和标准品，确保质量。为了提升销售他深入市场，了解情况制定销售政策。他重视科技创新和人才队伍建设，在他的推动下，产品外观得到了提升，员工队伍结构得到很大改善。他为了节省企业开支，每次出差都与采购人员同吃同住，自己的衣着和办公室家具极其简朴，在他的带动下企业上下勤俭节约蔚然成风。他将构建和谐企业作为自己的工作宗旨，2010年职工收入比改制前增加两倍，真正让广大职工享受到了企业科学发展的成果。

4.服务大局 敢于争先的销售精英——王喜莲

王喜莲，1963年10月出生，1984年9月参加工作，1997年5月入党，高级工程师，现任天津中新药业药品营销公司商务部天津地区主管，曾获得医药集团先进工作者称号。

在实际工作中，她始终恪守共产党员的行为准则，顾全大局，一切从企业利益出发，既当战斗员，又当指挥员，特别是在2009年甲型流感爆发，清肺消炎丸被列为抗击甲流用药期间，她发扬吃苦在前、甘于奉献的风格，不畏严寒，冒着被感染的危险，带领社区组全体成员深入社区医院，张贴宣传海报、做流感预防的讲座、向社区居民介绍清肺消炎丸的产品知识，在增强群众应对信心的同时，也使销售业绩大幅提升。2010年，在新医改政策出台，影响社区医院市场的不利条件下，她带领队员克服种种困难，使社区医院的销售达到5368万元，增幅26%。她主动利用一切机会向员工正面宣传企业的改革调整方向，鼓舞士气、凝聚人心，打造和谐团队，调动业务人员积极性，为企业的发展做出贡献，在企业创先争优活动中，她通过组织"销量大冲关"等活动，2011年第一季度她负责的地区整体销售达到1429万元，达成率为116%，同比增幅达到40%。

5.宁静淡泊 兢兢业业的实验研究员——杨柳

杨柳，女，1975年1月出生，1998年7月参加工作，2009年10月入党，高级工程师，现任天津中新药业第六中药厂研究所实验研究员。她严谨求实，勤奋刻苦，兢兢业业，坚定"干一行，爱一行；干一行，就干好一行"的信念，始终以奉献企业为荣，很好地发挥了一名共产党的模范带头作用。

她一直从事产品研发和仪器分析工作，她不仅要求自己技术过硬，还不忘发挥"传、帮、带"作用。在她的指导下，药研所的整体业务能力有了很大提升。作为速效救心丸工艺改进项目的主研人之一，她承担了速效救心丸工艺改进生产转化、中药大品种项目的标准提升和指纹图谱的研究任务，同时还参与了多项技术开发项目、产品质量标准研究、老产品二次开发、产品稳定性研究等工作。在速效救心丸新工艺大生产过程中，为了确保产品质量，她深入到川芎原料提取现场，跟踪监测提取的每个环节，

和工人师傅们一起动手实验操作，确保了新工艺的顺利投产。她从未停下学习的脚步，始终能够在繁忙的工作之余努力学习，让自己的业务知识与时俱进。她客服服种种困难，带领药物研究所加班加点，确保了通脉滴丸大生产转化试验研究、多种产品稳定性考察试验、舒脑欣新工艺残留量监测等项目如期顺利进行。

任务五　规划个人职业生涯

职业生涯规划是指一个人对其一生中所承担职务相继历程的预期和计划，包括一个人的学习，对一项职业或组织的生产性贡献和最终退休。

个体职业生涯规划并不是一个单纯的概念，它和个体所处的家庭、组织以及社会存在密切的关系。随着个体价值观、家庭环境、工作环境和社会环境的变化，每个人的职业期望都有或大或小的变化，因此它又是一个动态变化的过程。对于个体来说，职业生涯规划的好坏必将影响整个生命历程。我们常常提到的成功与失败，不过是所设定目标的实现与否，目标是决定成败的关键。个体的人生目标是多样的：生活质量目标、职业发展目标、对外界影响力目标、人际环境等社会目标……整个目标体系中的各因子之间相互交织影响，而职业发展目标在整个目标体系中居于中心位置，这个目标的实现与否，直接引起成就与挫折、愉快与不愉快的不同感受，影响着生命的质量。

大学新生也会涉及到职业生涯规划的内容，主要是学业生涯规划，刚进校，根本不懂或还没有意识到关于就业的问题，也只有到了大三才有可能考虑这样一些问题。我们增加了一个内容就是职业生涯规划，这一块对我们是新内容，但在国外的高校，已经比较普遍。国外高校就业指导的内容包括帮助学生评估自己的技能，获知毕业后的就业信息和就业机会，做出现实的就业决定以及学习如何成功的推销自己，而且这些活动和服务伴随着学生在学校学习的全过程，往往是从学生入学时就进行测试，让学生了解自己的能力和兴趣，并根据测试的结果对学生进行相应的指导。

职业规划基本可分为以下几个步骤。

1.确定志向

志向是事业成功的基本前提，没有志向，事业的成功也就无从谈起。俗话说："志不立，天下无可成之事。"立志是人生的起跑点，反映着一个人的理想、胸怀、情趣和价值观，影响着一个人的奋斗目标及成就的大小。所以，在制定生涯规划时，首先要确立志向，这是制定职业生涯规划的关键，也是你的职业生涯中最重要的一点。

2.自我评估

自我评估的目的，是认识自己、了解自己。因为只有认识了自己，才能对自己的职业作出正确的选择，才能选定适合自己发展的职业生涯路线，才能对自己的职业生涯目标作出最佳抉择。自我评估的内容包括自己的兴趣、特长、性格、学识、技能、智商、情商、思维方式、思维方法、道德水准以及社会中的自我等等。

3.职业生涯机会的评估

职业生涯机会的评估，主要是评估各种环境因素对自己职业生涯发展的影响，每一个人都处在一定的环境之中，离开了这个环境，便无法生存与成长。所以，在制定个人的职业生涯规划时，要分析环境条件的特点、环境的发展变化情况、自己与环境的关系、自己在这个环境中的地位、环境对自己提出的要求以及环境对自己有利的条件与不利的条件等等。只有对这些环境因素充分了解，才能做到在复杂的环境中避害趋利，使你的职业生涯规划具有实际意义。

环境因素评估主要包括：

（1）组织环境；

（2）政治环境；

（3）社会环境；

（4）经济环境。

4.职业的选择

职业选择正确与否，直接关系到人生事业的成功与失败。据统计，在

选错职业的人当中，有80%的人在事业上是失败者。正如人们所说的"女怕嫁错郎，男怕选错行"。由此可见，职业选择对人生事业发展是何等重要。如何才能选择正确的职业呢？至少应考虑以下几点。

（1）性格与职业的匹配；

（2）兴趣与职业的匹配；

（3）特长与职业的匹配；

（4）内外环境与职业相适应。

5.职业生涯路线的选择

在职业确定后，向哪一路线发展，此时要作出选择。即，是向行政管理路线发展，还是向专业技术路线发展；是先走技术路线，再转向行政管理路线……由于发展路线不同，对职业发展的要求也不相同。因此，在职业生涯规划中，须作出抉择，以便使自己的学习、工作以及各种行动措施沿着你的职业生涯路线或预定的方向前进。通常职业生涯路线的选择须考虑以下三个问题：

（1）我想往哪一路线发展？

（2）我能往哪一路线发展？

（3）我可以往哪一路线发展？

知识链接

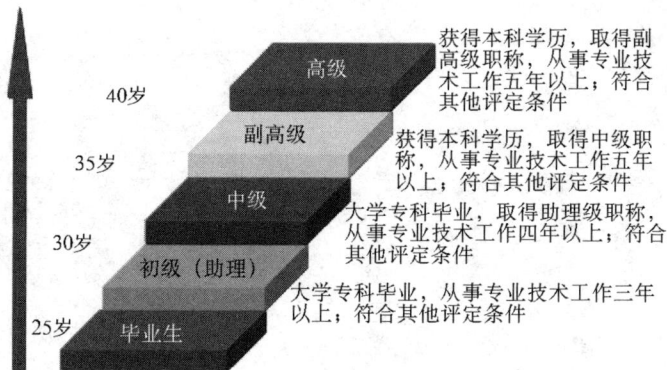

职称系列及评聘条件

现代中药技术专业毕业生从事职业（岗位）相关的部分职称系列

各系列分类		高、中、初级专业技术资格名称				
	系列专业	正高级	副高级	中级	初级（助理）	初级（员）
卫生药品系列	药学专业(药品)(研发、生产、经营、质监领域)	主任药(中药)师	副主任药(中药)师	主管药(中药)师或执业药(中药)师	药(中药)师	药(中药)士
科学研究系列	自然科学研究专业	研究员	副研究员	助理研究员	研究实习员	
	自然科学实验专业		高级实验师	实验师	助理实验师	实验员
工程系列	轻工(粮油食品、制酒、纺织、乳品加工、工艺技术管理、检验分析)	研究员级工程师	高级工程师	工程师	助理工程师	技术员
	化工(质量分析、化工产品制造生产、检验分析)